生きた実例と手引き

「自然療法」

東城百合子

Yuriko Tojo

三笠書房

はじめに
みなさんに体感してほしい！「自然の力」のすばらしさ

私は二十六歳で突然、肺結核になりました。死にかけるほどの重症でした。

当時、栄養学では、結核治療には肉や卵などで高タンパク、高カロリーをとるというのが常識でした。食欲がないのを無理して一日に生卵四個を飲み込みました。父は土地を売り払い、高価だったアメリカからの輸入品ストレプトマイシンを買い求めました。ストレプトマイシンで苦しみは和《やわ》らぎましたが、化学療法で胃腸や肝臓は弱り、血便、血尿、血痰《けったん》、そして呼吸困難がおそいます。

一向によくなる兆《きざ》しがないまま一年半がすぎた頃、兄の友人の青年医師から自然療法を指導されるのです。

そして、はじめて、

「これが自然の力か⁉　生きられるかもしれない」

と体感したのでした。

こうして自然の食べ物と自然の療法で救われ、今日まで健康に生かされてまいりました。

その感謝の思いを抱きながら夢中でこの六十年、健康改革をめざして歩き続けてまいりました。

自然を師として学び、ともに育ってまいりましょうというのが、私が主宰する「あなたと健康」です。枠も形もなく、ただ心でつながって育っていくことを一緒に学んでまいりました。そして生活しつつ行動し、体験して育ってきた結果として、健康は養われてきました。一九七三年には、食と生活全般の見直しによる健康作りのために、また、人間の力を超えた自然の力をお伝えしたいとの思いから、月刊誌『あなたと健康』を創刊し、今なお多くの方にご愛読していただいております。

私のところには、全国のみなさまから自然療法を実践して健康になった、という喜びのレポートが感謝の気持ちとして届きます。

そのレポートは、ただ体が健康になってうれしいというだけではなく、心が変わり、生き方、考え方が変わって、閉ざされた心が開かれたという、新しい希望に生きる姿が綴《つづ》られています。そのレポートを私は感動しつつ拝見しています。

本書は、みなさまからいただいたその体験集を中心にまとめたものです。貴重な体験の声をたくさんいただき、まだまだご紹介したいという思いがありますが、紙面の都合でこのようになりました。

何があっても自然に任せて育てばいい

どうしようもない病に苦しむと、病は敵と思う。しかし挫折を味わったために、すばらしい飛躍をとげた人生もあります。一生をだめにした例も多くあります。

人生は晴れの日ばかりじゃない、嵐も雨も台風もある。しかしこれが根肥《ねご》やしとなって木はたくましく育ちます。

人生の苦悩も病も、育つためのすばらしい教科書、すばらしい師です。

私も〝行動せよ、行動せよ、生ける現在に〟と自分を鼓舞《こぶ》しつつ、自然を師に、希望と光をめざして歩いてきました。そして学ばせていただきました。

表現のいたらなさで、充分に深いところまで語りつくせないもどかしさは、どうしようもありません。語り足りない見えない根は、読者のお心で補っていただき「自然の力」のすばらしさをおくみとりいただけたらと念じています。

ご協力くださいました『あなたと健康』読者のみなさま、そして体験者のみなさま、ありがとうございました。

この本は、拙著『家庭でできる自然療法』（あなたと健康社）の姉妹編となりますので、食事、手当法などはそちらをご参照ください。

東城百合子

もくじ

2章

「自然療法」体験者の喜びの声

——体が変わった。病気が治った。人生が好転した

天寿全うで安らかに

3章 栄養相談室からお答えします！
――「体の流れ」「心の乱れ」を自分で正すのが健康への近道

4章 心は宇宙につながるエネルギー
――病気は治すものではなく、学ぶもの

嫁・姑の問題

夫婦間の問題

親と子の問題

家族間の問題

5章

自然に寄り添って元気に生き抜くために

——暮らしの中の「自然療法」

本文イラスト○木下綾乃
本文DTP○株式会社 Sun Fuerza

1章

いのちは天からのいただきもの

——細胞の一つひとつを動かすのは「自然の力」

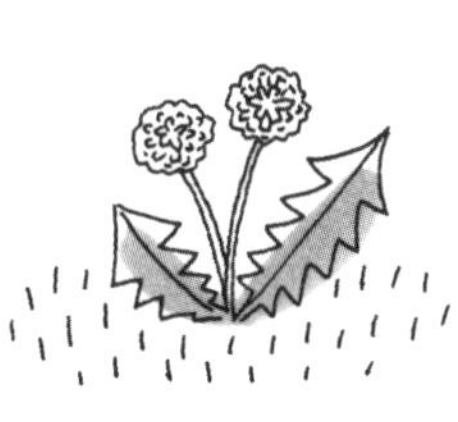

死にかけてやっと気づいた偉大な「自然の力」

まだ日本が復興していない戦後の大変な時代に、私は突然肺結核になりました。「はじめに」でも少しふれましたが、当時結核は亡国病《ぼうこくびょう》といわれ、今のガンのように恐れられていました。そんな時代に呼吸困難になり、いきなり重病人になってしまいました。

結核は熱が出るし食欲がなくなります。すると医者は、何よりもまず、栄養をとらなければいけないと言います。ことに私は栄養士で栄養学を勉強していたので栄養をとることばかりを考えていました。栄養学では、とにかく栄養をとって体力をつけるのだ。栄養をとるためには動物性タンパク質を大切にして体力をつけなければいけない。そしてあとは、病を撲滅《ぼくめつ》するため、薬で攻撃する……という考え方だったのです。

胃腸が弱くなるから消化剤を飲む。とにかく栄養をとることばかりを考えて、それをずっと続けた結果、どんどん追い込まれてしまって食欲ももちろんなくなるし、便秘と下痢《げり》で本当に苦悩しました。しまいには薬の副作用が続いて、血尿や血便が出たり、呼吸困難で苦しむ状況になりました。

肺に穴が空《あ》いていますから、ちょっとでも動くと苦しくなってきて、身動きができない。もう医者もさじを投げたような状態です。私自身もどうしていいかわからないというような、本当にもう土壇場《どたんば》に追い込まれました。

そんなとき、私の兄の友人で医師である渡辺さんという方が、私が死にかけていると聞いてとんで来てくださいました。その方は遠くにいらっしゃって、忙しいお体でしたのに、二日泊まって叱咤《しった》激励《げきれい》してくれました。ご自分の病気を玄米自然食と自然の療法で治療し、非常に重い腎結核から救い出された方でした。

「酸性体質」が病のもと

ご自分が自然の力で助けられているので、私が死にかけているということを聞いて、じっとしてはいられなかったのだと思います。

そのときに、

「あなたは栄養学を勉強して、いったい何をやったのだ。頭の栄養学で体は治らん。あなたは栄養をとらなければと言っているけれど、その栄養とよぶものは血液を酸性にさせる動物性タンパク質ばかりじゃないか。卵だ魚だチーズだバターだと無理してそんなものを一生懸命食べている。それは血液を酸性にするものじゃないのか。結核菌は酸性の汚れた血液に喜んで巣をくうんだ。それだったらその逆をやったらいい。

自然の中には、人間の力を超えた生命力溢れた血液をきれいにして老廃物を出してくれるものがあるんだ。そして血液が中和されアルカリになったら、黙っていたって結核菌はなくなってしまうんじゃないのか。頭を切り替えて自然を見るんだ」

とおっしゃいました。

私は栄養学を勉強して確かに酸とアルカリというのは知っていた。そして血液のペーハー（pH）というのも勉強したのに、何でそれを忘れていたのだろう。しかもただ食べていればいいということじゃない。人間は食べなくてもいい場合がある。

「断食《だんじき》して百二十日生きていた人がある。百二十日食べなくたって生きられるのだから、とにかくどうしようもないときは、玄米をゆっくり炒《い》ってそれを七倍の水で煮て、裏ごしにかけて、その重湯を飲みなさい。断食で百二十日元気で生きている人がいるというのに、あなたは玄米の重湯を飲むんだから、まずそこで根性を据《す》えなさい。

大丈夫だという確信を持つことが大事だ。余計なことはもういっさい考えるな。それで自然はどうしてくれるのか、自然の力はどうやって自分の体の中を変えてくれるのかということを見たらいい」

ともおっしゃいました。

弱った細胞を活気づけ、生命力を引き出す「玄米の力」

「そうだ、人間の力には限りがある。医学も栄養学も限界がある。自然の力は限界がない。よし、この力だけに頼ってやってみよう!!」

と覚悟を決めて、山ほどあった薬も一切捨ててしまいました。自然が私に何をしてくれるのかやってみよう。もうこれしかない。

これでいのちがなくなるんだったらそれも天命だ。ともかく渡辺先生に励まされて決意しました。

そして薬をやめて玄米の重湯を飲みはじめて三日目に、自然に食欲が出てきました。それまではまったく食欲はありませんから消化剤を飲みながら無理やり詰め込み、便秘になればまた薬。下痢すれば薬。ストレプトマイシン、パス（肺結核の薬）。薬の山で生活していました。それが薬をやめて、自然に自分から食べたいなという思いが出てきました。

そして一週間目に体の中に異変が起きて、はじめて自然の力でお通じがありました。今までは浣腸《かんちょう》したり、お通じをつけるための薬を飲まなければできなかったのに、何もしないで自然にお通じがありました。真っ黒なお通じでしたけれどそれが突破口となりました。

私は何もできない病人で、私の努力は、母が作ってくれた玄米の重湯を飲むだけ。何をしたわけではありません。

渡辺先生は、

「古い梅干は大切です。弱った細胞を活気づけてくれる」

とも教えてくださいました。

母はすぐに納得して十五年たった梅干を農家の方からいただいてこの梅干を裏ごしして玄米の重湯に混ぜてくれました。私はそれを一週間他のものは食べないでこれだけをいただきました。

そしてショウガ湿布・ゆでこんにゃく療法などで、外から肝臓・腎臓を温めて助けました（拙著『家庭でできる自然療法』〈あなたと健康社刊〉参照）。

体の中でそれがどうなってこうなったのか、少なくとも、私の努力ではありません。自然の親切が、自然の力がしてくださったと思った瞬間、これで私は助かると思ったらもう涙がとまらない。この感動を私は今なお忘れることができません。

そして欲得抜きの人の真心のおかげ、誠のすばらしさを痛感しました。もし渡辺先生がいらしてくださらなかったらもう私は死んでいたと思い〝真実の愛はいのちを救う〟と体を通して学びました。

この体験が今も私の中に力となって、いろいろな方のお手伝いをさせていただけるようになっています。

「頭」で食べるのではなく、「心」で食べるということ

しかし外側の状況は熱があるし、咳《せき》とたんに苦しむ。肺には穴がある。だが今までは便秘すると薬、下痢すると薬で、薬の力にしがみついていた。それが何もしないのにお通じ

があった。それも真っ黒いものでした。これは今まで溜まっていた毒素の山（宿便《しゅくべん》）の一角がくずれたのでしたが、それは後で勉強してわかったことでこのときは何もわかりませんでした。

それでも、もりもりとお腹の底の方から湧き上がってくる力がある。外側はどうであれ、「これでやれる!!」という感動が噴き上がって涙となったのです。このときが私の再起のとき、いのちに満たされる出発点となりました。

それが一つの大きな転機になり、自然の生命力のすごさと自然の栄養学をそこではじめて知らされました。

これはもう理屈じゃない。今までは理屈で、頭で食べていましたが心で食べることを知りました。それで夢中になって、玄米の重湯から玄米ご飯にし、ごまをよくすりつぶしてうすく炒り塩を入れて味つけしたものをたくさんふりかけて、よくよく噛んでドロドロになるくらいにして流し込むような食べ方をしました。

おかずは、味噌汁と高野豆腐と人参・ごぼう・れんこん・昆布を入れたお煮しめをごく少々と手作りたくあん二切れくらいでしたが、今まで感じたことがないほどのお腹の底からの気力が湧いてくるのがわかりました。

「いのちあるもの」をありがたくいただく

だんだん元気になって、外に出られるようになりました。自然に自生する野草は、肥料もやらないのにたくましく育っていてエネルギーがすばらしい。そう渡辺医師が言われたことを思い出して、タンポポ、ふきのとう、にら、みつば、よもぎ、なずななどの自生する野草を摘《つ》んでいろいろなお料理を工夫して食べました。

ふきのとうの味噌、タンポポの根のきんぴら。よもぎは天ぷらにしたり、軽くゆでてアクを抜き油でさっと炒めてつくだ煮にすると、香りがあっておいしい。玄米草もちを工夫してすりばちでついて食べます。にら、みつば、なずなは普通のなっぱ同様に浸しもの、おつゆの実、和《あ》えもの、何でもおいしくいただけます。

タンポポの根がいいとも聞きました。特に十年くらい生息しているタンポポだと、根はごぼうのように太く長いのです。それを細く切り、ごま油で炒めて味噌とお醤油をちょっと入れて、きんぴらごぼうのように作ります。それを少しずつ毎日食べるわけです。すると、弱っているときは、体の中から力が湧き出てくるのがわかります。お腹の底からこれは大丈夫と確信が持てて、考え方にも生気が出てきます。そんなことを体験して、食べ物はすごいものだと思いました。

食欲も出て元気づくとともに、小豆《あずき》をゆでこぼさないで煮て薄い塩味で食べる（甘味を入れない方がビタミンやミネラルを十分に利用できるのでそうしたわけです）。この塩小豆が私は大好きで、これを食べると体がシャンとして気力が増します。出にくいお小水もよく出ます。お通じも整い、全身の調子がいい。

また、大根をやわらかく煮てごま味噌で熱いところを食べるのも、お小水を出すのには役に立ち、栄養にもなったと思います。

ぎんなんを生のまま一日数粒食べるのも気力をつけました。

ゆり根、自然薯《じねんじょ》が力がつくと聞けば、山へわざわざ行ってとってきてくださる近所のおじさんがいて助けてくれる。これをありがたくいただきました。

切干大根・大豆の五目煮・大豆製品の利用。黒豆を玄米に炊き込む。ひじきやその他の海藻料理・野菜・野草・ごまを主に、なるべく古い味噌を使った料理の工夫をする。

梅干・たくあんも少々ずつ古いものを少々ずついただく。これらは酵素を育てます。

野菜はごぼう・人参・れんこんなどの根菜類は根性を育てるので、努めて食べるように心がけました。

納豆は酵素が強いので少しずつよく食べました。

飲み物は薬草茶や玄米茶などにして、自然の未知成分をよくとり入れる。

そして外からショウガ湿布・こんにゃく湿布・腰湯などを続けました。

もちろん、間食はやめ、少食にしてお腹を軽くするように心がけました。

今まで食欲がなくて苦しんだのに、今度は何を食べてもおいしくて餓鬼《がき》みたいに食べたいときがありました。食べすぎて失敗したりもしました。

この食欲との闘いも苦しかったのですが、今までの生活とはまるで違って活力が湧いてくるのです。もう今までのように寝たきりでじっとしてはいられない。何かしたくて仕方ない。

病で苦しいときは不眠症になり、何日も何日も眠ることができず、息苦しさと、熱と、不眠と便秘、下痢と痛みで身動きもできない私でしたのに、その変わりようには自分で驚いてしまいました。

蟻《あり》とタンポポが教えてくれた「自然の親切」

ところが問題は一年たっても肺の穴がふさがらないのです。ふつうの傷はふさがるのに、この肺の穴だけはふさがらない。病院の先生は、この傷はふさがりませんよと言いますが、医学でも栄養学でも治せない病気を、「自然の力」でここまで癒《いや》された。この力は無限なのに、私の方でこの無限の力をシャットアウトしていると思いました。

しばらく何が原因かわからないでいましたが、あるときに、蟻《あり》が苦しそうにしながら私が休んでいる縁側のそばを這《は》ってきました。

よく見るとその蟻は足を二本失いながらも、卵を抱えています。卵を一生懸命抱えて、必死にそれで歩くのです。

それを私はじいっと見ていました。苦しいから卵を捨てるのではないのかなと思いましたが、縁側から下に落ちた卵も必死に追いかけ、卵を抱え込んだまま草むらの中に隠れて見えなくなりました。私はそれを見て涙がポロポロ出て止まりませんでした。

その蟻は次の世代を育てるために自分の身はどうであれこの卵を大事に守り抜いた。自然からいただいた本能をそのまま素直に実行している。私が自分で余計なことを考えなくてもいいのだ。食べ物の中に生命力があって、それをいただいて私は救われてきているのに、食べ物という分析表が示す物質にとらわれて、自分の力で頑張っているつもりになって勝手に力んでいたな、と思ったのです。そんなもんじゃなかった。私は間違っていたと思った。蟻の素直なその姿を見て胸が熱くなって涙がポロポロこぼれてたまらなくなったのでした。

また、タンポポは生命力旺盛ですから、近くの山に行くと一面がタンポポの畑になっているところがあります。そこでいつもタンポポを摘んで、根はきんぴらに、葉はつくだ煮にして、大変なときに助けられました。それに対しても感謝がなかったなと思い知らされました。

子どもの頃、毎日、庭の雑草を抜くのを手伝わされました。私はそれが嫌で、嫌で、なんでこんなに草が生えるんだろうと思って、草を嫌っていました。ところができるだけ生えないようにと、踏みつぶして歩きました。ところがタンポポは、

「あんたあのとき、いじわるしたでしょ。踏みつけたでしょ。だから私はあなたにはあげませんよ」

なんて言わない。私がタンポポだったら、必ずそう言うと思った。でも、タンポポは、素直にあるがままに生えていて、本当に私が苦悩の真っ最中にその生命力を私に黙ってくれたのだ。

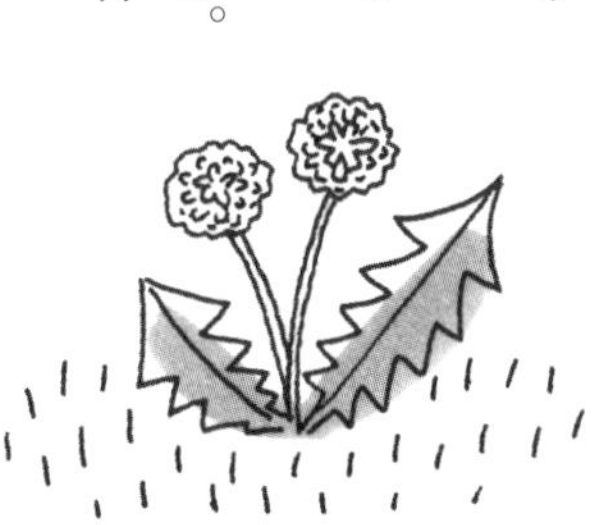

そう思ったら、その「自然の親切」が身にせまってきて、また涙がポロポロこぼれて、タンポポにしがみついて思いっきり慟哭《どうこく》しました。

そのとき心がどういうことになって、私がどうなったのかわかりません。何か重荷がとれたようにラクになり、それから食べ物をまた別な感覚で、別な思いで見るようになりました。そしてしばらくしたら、肺の穴がふさがったのです。

医者は、「もう絶対にこの穴はふさがりませんよ」とおっしゃっていたので、ふさがるなんて『不思議だ』と言います。でも私には『不思議』ではありません。自分の生き方の問題だった。自分の心が変わったときに、「自然の力」が助けるのです。

心がふさがっていたときにはどんなに親切があっても愛があっても、自分が心を閉ざしストップしていた。食べ物、食べ物と夢中になっていましたが、その殻が破れたときに、今

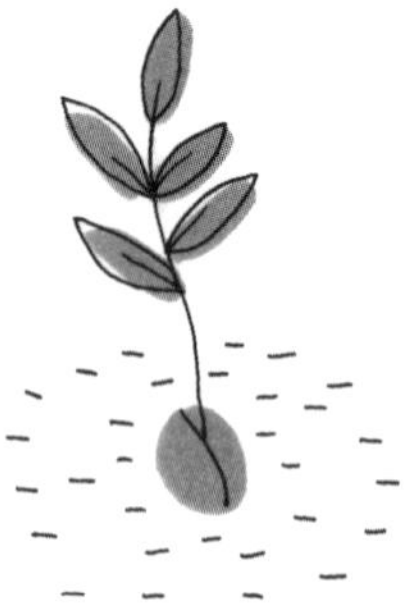

までと同じものを食べているのに素直に自然の力が入ってきた。それがこういうふうに肺の穴がふさがった原動力だったなと、今、思います。

植物の種は硬い殻に包まれていますが、中の実が育つと硬い殻は破れて新しい生命を生み出し芽が出ます。私を育てて硬い殻を破ってくれたのは自然の力でした。

〝根っこ〟を治さないと〝枝葉〟の病気はよくならない

例えば、雷がピカピカと光るのは、低気圧とともに陰《いん》と陽《よう》の電気がスパークするからです。これで宇宙に電気（電磁波）のあることがわかります。この電気は地球の歴史とともに、昔からありました。だんだん人間の智恵が発達して、この電気の利用を考え出し、物質文明の世界を作り上げました。

電気の力で非常に便利な世の中になり、今は電子・分子の世界の開発につながり、エレクトロニクスへと発展し、コンピューターの時代になりました。

晴れの日は雷（電気）のあることを忘れていますが、でも実際に目に見えなくてもある。

この電磁波は人間の力を超えた自然のエネルギーです。この力が見えない世界、心の世界に結びついたとき、いのちとなり力となってスパークします。

自然界にある無限のこの力をいかにとり入れるか、それは心のアンテナをその方向に向けてキャッチできるような受け皿を作ることなのです。目に見えない力の存在を素直に悟ったとき心が開いて、無限に充満している自然の力が入ってくれて、死ぬべきはずの者が健康になったのでした。

これを木にたとえるなら、枝葉は「目に見える物質の世界」です。根とは「いのち・心・魂」です。いのちは目に見えないからあることを忘れてしまう。

病気は枝葉です。根の育ち方が悪いから枯れかけているよという自然の警告です。

私も、病気という枝葉だけを見ていたときに死にかけました。食べ物でも病気治しの物質としてしか考えていなかった。見えない奥に深い自然の思いやりと愛があった。その見えないいのちに養われていたと知ったとき、食べ物も心から感謝していただけるようになりました。この間違った心を病で学び、養われたのです。病は私を育ててくれた恩師です。

病は“枝葉”にすぎません

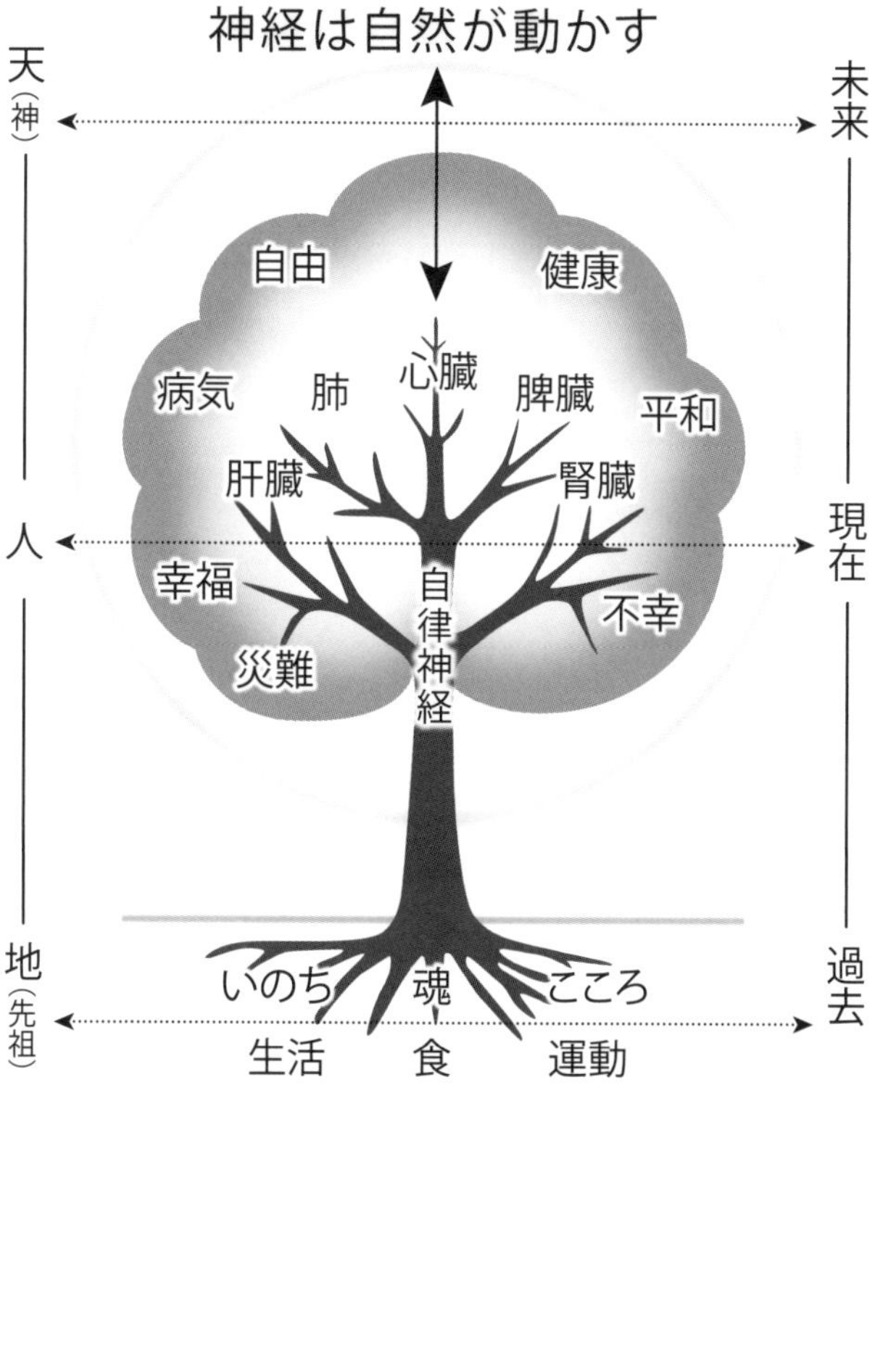

神経は自然が動かす
天（神）
人
地（先祖）
未来
現在
過去
自由
健康
病気
肺
心臓
脾臓
平和
肝臓
腎臓
幸福
不幸
災難
自律神経
いのち
魂
こころ
生活
食
運動

病気や不調を治す「食事」と「手当て」

　病気が治ったら、多くの方々からいただいた真心、そして自然の親切と愛を思うとともにかくうれしくてありがたくて、じっとしていられない。頼まれもしないのに、黙っていられなくて、ご縁ある方々に、

「こういうふうにして、生活を変えたらいいですよ。私は死にかけて助けられました。お医者さんにかからなくてもすむように、こんないい方法がありますよ」

と、いろいろと自分で体験したことをお話しするわけです。それがいつの間にか私の仕事になってしまいました。


　例えば、「ユキノシタ」は生命力の旺盛な草で、名のごとく、雪の中にあっても元気で

す。あの生命力はすごいと私は思います。このユキノシタにもいろいろなことで助けられました。

熱があるときにこれを乳鉢ですって、その絞り汁を飲むと熱が下がります。

昔はひきつけの特効薬だといって、子どもがひきつけると、これを絞って飲ませました。

それから胃けいれんを起こしたとき飲むとピタッと止まります。これは非常に効果の大きいものです。もちろん胃の弱い人は絞り汁を少しずつ飲んでも助けられる。

痛みがあるときには貼ると治ります。

このように身の回りの野草、薬草など忘れられているものの中に、役に立つものはいっぱいあります。


例えば、「ドクダミ」を煎《せん》じて飲むと解毒作用が土台になっているので、毒素を流します。公害の世の中にはなおさら力になります。

自然の力そのものを大事にいただくということ、それだけでもずいぶん生活は変わり、心豊かに元気になります。手足を動かして働くことも楽しくなります。

昔は「ゲンノショウコ」といったら、下痢止めの特効薬といわれました。しばらく忘れられていましたけれど、この頃はやっぱり大事だということで見直されてきています。これを婦人科系が弱い人が煎じて飲むと体が温まってくるし、下痢だけではなくて、全体の細胞が復活してくる原動力になります。

またゲンノショウコだけでなく、ハブ草の実とドクダミやはこべなどを一緒に煎じて飲むと、いろいろな弱いところが元気になっていくというような力があります。

そんなことを考え生活していると、じっとしていられない。

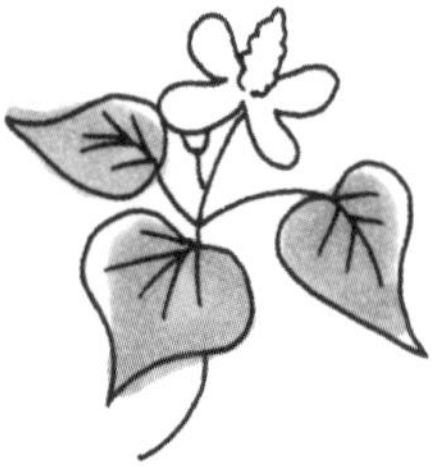

ドクダミ

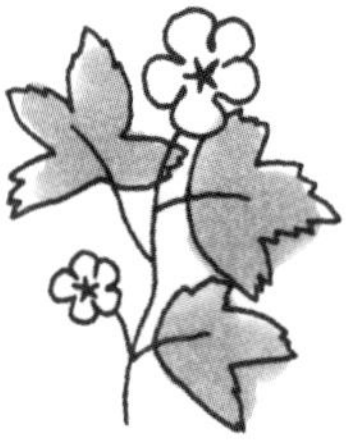

ゲンノショウコ

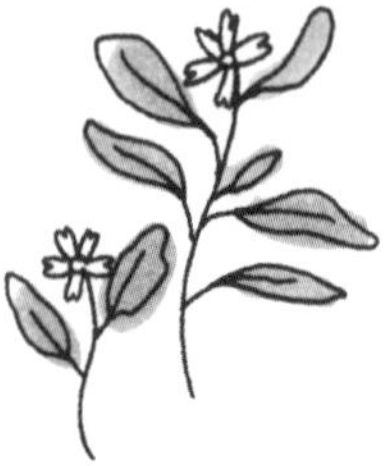

はこべ

毎日が楽しくなる「ごま」パワー

「ごま」をみなさんあまり食べません。ところが、ごまは今の忘れられた栄養を満たすのに一番いいものです。カルシウムなどのミネラルが多いし、ビタミンは王様級です。タンパク質は優秀で頭をよくする。また動物性タンパク質を食べすぎたりして毒素を溜めている人も多いですが、それを流すのに一番いい。

そして昔からごま油といったら、髪につけてもいい、食べてもいい、やけどをしたときにつけると治るというくらいの力を持っているのです。

その上、ごまを常食していますと肌の色はきれいになるし、きめが細かくなってきます。ですから、ごまそのものを食べたら、栄養学がわからなくても、便秘は治るし、体の調子は軽くなってよくなるというのがわかります。体が元気になってきてこれが自然の力だよと教えてくれます。すると心も変わって明るくなると行動力が出て、体が軽いので働くのも楽しいのです。

そんな日々の生活を繰り返していきますと、自然に添って生きるということがだいたいどういうことなのか、ということがわかってきます。それで今まで見過ごしていた野の草でも、本当にちんまりと咲いていて誰にもわからないようなものでも、精一杯咲いている。その中に見えなくても確かにある生命力を感じられるし、素直に生きているその姿に感動するようになってきます。

日本人のソウルフード「味噌」

よく日本人は味噌で育った民族といわれていますが、そのもとである大豆はグルタミン酸をいっぱい持っています。このグルタミン酸には脳育を助ける働きもあります。日本人を育ててきた力です。

日本は今、世界の中で経済大国になっていますが、それだって、先祖から伝えられた力によるものだと思います。それが土台になって、戦後の廃墟《はいきょ》の中から立ち上がる生命力を養ってくれたと思います。ですからそれを忘れたらいけない。

ごまも、梅干もたくあんも、腸の掃除をするということで、この頃は本当に見直されてきました。腸がきれいだと血液がきれいになるし、栄養分を充分に吸収する力にもなります。こんなことを昔の人たちは〝知識〟ではなくて、日々の生活の中で育つ〝智恵〟で覚えていて、それを大事にして体験を通して私たちに伝えてくださっている。

それを忘れて、添加物だらけのものを便利でラクだから、好きだからといって勝手に食べています。それが結局はマイナスにつながり、死亡率のトップがガン。脳卒中、精神疾患、ノイローゼの多発などとつながっていきます。

公害物質も流してくれる食べ物「梅干」

梅干一つを考えてみても、公害物質を流す、病気を治すのは梅干だと最近言われはじめました。

例えば、梅の中にはビタミンB_{17}が多い。それがガンを治す力です。その成分が自然にあった。昔からあったのです。今はそれがただ学問的にわかっただけです。

昔から日本の先祖たちは、太陽が一番地球に近づいてくる土用《どよう》にその生命力をもらうために「土用干し」をして、夜露にあてる。太陽が一番地球に近いときは太陽のエネルギーが一番強いときです。

そのエネルギーをいっぱい入れて、夜干しをしてオゾンを実の中に染み込ませる。それが腸をきれいにする力になって、食べた物を吸収する大きな力になる。目に見えない、そして人間にはわからなくても、それほど自然の中には、自然の親切があるということ、それに私は感激します。

私の祖母は梅干を漬けるときは入浴して髪を洗い、着物も全部清潔なものに着替え、体に塩をふってから漬けました。私は幼くて、

「おばあちゃんおまじない?」

と言いながら祖母にいろいろ教えられていました。祖母は、

「梅干は薬なんだよ」

と言って、土用に汗をタラタラ流し、何度も裏返しながら干して、出来上がったものを

カメに入れて梅酢を少しまぶして、
「今年もおかげさま」
と手を合わせていました。そして古いものから順に食べます。

熱・下痢・風邪・腹痛時に熱い番茶に梅干を入れて飲むと治りました。下痢がひどいときはショウガをおろし、少々混ぜると早く治ります。梅肉エキスも熱い番茶に溶いて飲むと助けられます。

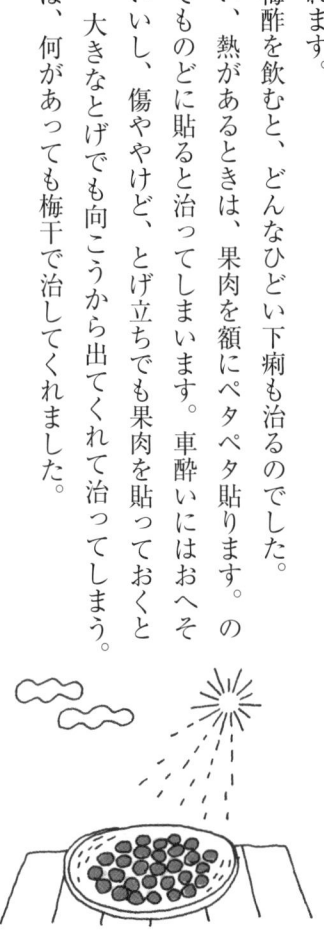

また、梅酢を飲むと、どんなひどい下痢も治るのでした。

頭が痛い、熱があるときは、果肉を額にペタペタ貼ります。のどが痛くてものどに貼ると治ってしまいます。車酔いにはおへそに貼るといいし、傷ややけど、とげ立ちでも果肉を貼っておくと治ります。大きなとげでも向こうから出てくれて治ってしまう。

祖母や母は、何があっても梅干で治してくれました。

今思うと、祖母は生活を通し、手作りを通し、自然の力に感謝せずにはいられなかった。そのいのちに対する畏敬《いけい》の念が身を浄《きよ》め、塩をふらないではいられなかった。心は形となって表現されます。当時はその心が幼くてわからず笑っていましたが、今は、

「ありがとう、おばあちゃん」

と思い涙が出てきます。

そして私も、祖母の心をついで塩で体を浄めて梅干を漬けるのです。

「素直な心」が病気を癒す鍵となる

梅干だけでなく、古い十五年もののたくあんや二十年ものの味噌、七年ものの手作り醤油（もろみでしたが）など、長く置いたものほど自然のバクテリヤ、酵素が繁殖して、生命力に満ちているので大切だと渡辺医師に教えられ、母は近所の農家の方の協力で、そちこちから探してきて食べさせてくれました。

これらは腸をきれいに、お腹をやわらかくして、栄養の吸収力を強めます。病人は何病

でもまずお腹が硬いのです。これも大きな力となって消えかけた生命を回復することとなりました。本当に自然の力と多くの方々の真心の結集で私は癒されました。

また人間はこの自然の偉大な力を知らないで通りすごしても、それがわかったときに実際に実践し努力をします。そうすると自然はそれだけのものをくださいます。そして必要なものを育てておいてくださる。ビワの葉などでもガンの痛みをとる大変な力があります。頭痛、熱、のど、内臓の痛み、炎症、傷、やけどのとき、七つの生薬をただ貼るだけで痛みと炎症をとれるし、ガン細胞を新しい細胞に新生するのです。なんとまあ親切だろうと思います。

そういうことがわかった人は、本当に素直に実践される。そして素直に心に入れて、実行したときに見事に治るのです。ところが理屈で、

「あんなものどうかしら。原始的でバカらしい」

と思いながらやった人は、やっぱり自然にもバカにされてそれだけの効果がありません。

ですから、私は「心」というのは大きな力だと思うし、いのちというのはテレパシーだと

思います。

自然の中にそういう大きな力があるということは、目に見えないからわからなくても、こちらに自然に添う素直な心が育ってくると、素直な心が自然の生命力とテレパシーして、それでスッと見事に入れてくださる。そしてそこに大きな力が働いて、それが健康を回復する原点ではないのかなと思います。

慢性化した病気を持つ方は、どうしても自分で殻を作って、凝り固まったものを持っている。それに気がついて心が開いたときにすーっと自然の親切も愛もわかってきて、それで素直に実行なさるのです。

そうすると、食べ物を通して自然の力が素直に入ってきます。このようなことを通して自然に還るといいますか、自然に添って生きるということはそういうことなのだなと学ばせられているわけです。

「健康に長生きする人」の生活習慣

長寿の研究でコーカサス地方のグルジア共和国（現・ジョージア）に行きました。

ここは超長寿国で、百十二歳の方もまだ畑で働いていらっしゃいます。

その長寿の方々は本当に素直に自然のままの生活をなさっておられる。農業でも自然の農業です。何も余計なものは使ってない。りんごでも小さいですけれど本当においしいのです。きゅうりでもなすでもトマトでも。それを素直に食べて余計な加工はまったくしない。牛乳でもいっぺん発酵させて食べます。ブドウ酒も土器のカメを土に埋めて自然発酵させたすばらしいものです。

もちろん防腐剤や余計な添加物は入っていない。腸にいいから、体にいいからといって先祖が教えてくれたそのやり方を大事になさっている。自分たちの風土に合った、風土に育ったものを大事にして生活しておられる。

長寿者の方々は、

「みなさんに健康のために何をしているのかって聞かれるけれども、私たちはただ大地を大事にして、先祖から受け継がれた智恵を大切に、先祖に感謝して生きている」

とおっしゃいます。

大地の重みを、大地に残された先祖の足跡を、先祖のいのちを大切に生きるのがグルジアの人々でした。

この心が長寿につながり、自然を大切に守り、手足を使って働き、隣人愛に燃える心暖かいグルジア民族を作った根でした。

同行した長寿学研究所の教授が、

「意地の悪い人は長生きしない。これは確実だ。心というのは非常に大事だ」

とおっしゃいました。

なるほど、健康ということは、ただ食べ物だけじゃない。ただ体を鍛えるだけじゃない。

やはり自然に添って生きるという、統合されたいのちの世界なのだ。調和された世界なのだなと思いました。

そこを自然から学んで、自然に添って生きる。それをやっていけばいいのだなと思って帰ってきました。それは大変な勉強でした。

病は自分を育てる恩師

そんなことを一つずつ考えると、今の人間の生活とは、不自然だなとつくづく思います。いろいろなもので加工され、化学調味料で味付けされていれば、味覚神経もバカになります。

そして添加物でごまかされたようなものをおいしいと思って食べる。それが大脳の皮質に染みついてしまう。染みついた習慣はなかなかとれません。それをとるためには本当に努力しながら、鍛えるということ。それは大変なことです。

でも病気ということを通して、苦しみの中から教えられ、私も人生が大きく変わりました。そうすると病気は敵ではなく、大いなる自然の親切だと思えるようになります。

私は都会に出て栄養学を学び、理屈をこねて、先祖から教えられたものを忘れてしまった。梅干なんてあんなもの栄養がない、カロリーも何もない。こんにゃくなんてあんなもの、たくあんなんて……というふうに、現代栄養学すらわかりもしないのに、生意気な考え方をある時期持ちました。それで病気になってしまった。

そこでようやく、「自分は間違っている」と気づきました。自然に還って故郷の暖かい大地の中で憩《いこ》わせて、目がそこに向いたときに治っていました。

そして、多くの方々の親切と真心で助けられました。だから、あの病気がなかったら今の私はなかったと思います。

病気はやはり自分を育てる恩師だった。

あの苦しかったとき、

「神様助けてください」

と必死に祈った。

健康で働けることの何と尊いことかと痛感した、その一番ほしかった健康を与えられたのです。

健康さえあれば、これからどんなにつらい、悲しいことがあっても乗りきっていける。これから私は新しい生き方をしよう。二十六歳で死んだはずのいのちが、今神様に助けていただいたのだ。

これからはこのお助けいただいた自然療法を通して、少しでも苦しい方々のお手伝いをさせていただこうと決心したのです。

すべての悩みは「自然」が解決してくれる

月刊誌『あなたと健康』の創刊七周年のときに、読者の方々から病気が治り人生が変わったと感謝のレポートがたくさん寄せられました。そして記念にこれを私にプレゼントしてくださいました。

「健康になりました。こうして今喜んで生活しています。心が変わってうれしいです」

というレポートがいっぱい集まりました。私はうれしくて、非常にありがたくて、なんとか天に感謝しなければと思いました。ただ、ありがとうじゃすまない。心のお返しをしなければとしばらく落ち着けませんでした。何か私にさせていただくことがあるのではないかと考えた。そして、

「あっそうだ、私が出掛けていけばいいんだ」

と気がついた。東京での勉強会に来られない方がいっぱいいらっしゃるから、費用自弁で私が行って、何かお手伝いさせていただけたらと思ったのです。そうして全国講演を思い立ったのです。

水は流れるからこそ美しい

そうしたらみなさんが喜んでくださる。午後一時から夜まで、手当法や質問など、休憩も入れてだいたい七時間から八時間くらいしゃべり続けます。すると、声が嗄《か》れてしまいました。どうして声が嗄れるのかな、どうしてここまで詰まらなきゃいけないのかなと私は思いました。ちょうど東北に行ったときに声が嗄れてしまって出なくなったのです。明日みなさんが待っていらっしゃるのにどうしようかと思って、本当に困ったなと思いました。

そのときに、考えました。「泉の水は素直によどみなく流れて美しい。杭《くい》を打ち、流れがよどむと水が腐り病を得る」と肺結核で教えられている。私はこの流れが詰まるように杭を打っているのだ。杭を打ってわざわざそこを詰まらせてしまった。

どこに流れない原因があるのだろうと思って考えました。ああ、そうだ、自分で力んで、自分で頑張って、みんなに喜んでもらえるように何かかっこいい話をしよう、なんて思っていた。とんでもないことだなと気がつきました。

私は自然に育てられて、自然の親切や思いやりで学ばせていただいて、今日まで元気に生かされてきているのに、自分で生きていると思っていた。「違っていた!!」と思いました。

そうだ、私はただ自然の親切を、そしてその自然からいただいたその「いのち」をみなさんにお伝えする〝パイプ〟の役目にすぎない。とんでもないことに、自分でしなければならないと勝手に枠を作っていたのだと気がつきました。

そこが違っていたと思ったらラクになりました。肩の凝りみたいな重りがサッととれました。するとラクに話せた。

聞いてくださるみなさんが喜んでくださって、みなさんの熱気が伝わってくるのです。向こうからエネルギーが入ってきます。それで私を元気づけてくださって、私が話す。そしてまた自然から充電されて、それがぐるぐる回ってしゃべる。自分の力じゃないから本当にラクなのです。そうしたら涙がポロポロ出てくるのです。その自然の親切と愛を話しているうちに私が感激し涙声になる。するとみなさんも感激して泣かれる。

以来、どんなに長く話しても声が嗄れなくなりました。こんな体験を通して、やはりこの自然の力はすばらしいと思うのです。そして、「素直に水の如く流れていけばいい」のだということを学ばせられました。

マイナスもプラスに生きる

私には、赤ちゃんのときにお手伝いさんが落としたのか、親も原因がわからないという障害がある。私の腰椎《ようつい》はつぶれたように大きく湾曲している。股関節も折れ、ひざ小僧の骨もつぶれています。

生後五カ月のとき、左のひざの関節が化膿して、痛んで手術しました。その手術がひざ小僧の関節を少しはずして切るとよかったのですが、関節の真ん中を切ってしまっている。それもあって神経が切れ、長く歩いたり立ったりすると関節が痛くなります。そして腰がずしんと痛く重く、股関節にひびいて足のつけ根が痛むのです。

後天的な怪我かショックか何かにしろ、障害があることに違いはない。これはもうどうにもならない。治療で痛まないように助けることと、食事を注意していくことしかない。

最近も、

「食べすぎたり酸性食に片寄ったら、もうこれでは歩けないですよ。さすがに食養と手当てをしてこられたから働けますが、普通なら歩けません。この体でよく全国をとんで歩けるもんだ」

と治療の専門家には驚かれました。

このために小さいときは片寄った歩き方で、遠足にも行けないし、体操もお休みします。運動会は子どもの楽しみの一つですが私は走れない。寒いときは左のひざ小僧が曲がったまま痛くて動かないので、這《は》ってお手洗いに行くときもありました。

冬は歩けなくて、ソリに乗って学校に行った日もありました。少し多く歩くとすぐ左のひざ小僧がはれてきて痛くて歩けないので、足では苦労しました。ですから左の足は細くいつも引きずって歩いていました。そんな足でも毎日学校まで二キロの坂道を通いましたが、これで鍛えられたなあと思います。

自然療法は「工夫」と「努力」

母はこんな私を厳しく育てました。この子の将来は厳しいと思ったのでしょう。

小学二年生の頃から朝は早く起きて広い台所の雑巾がけをしてからご飯炊きをして味噌汁を作りました。そうしてから学校です。もちろん炊事は好きでしたから、しなさいと言われたのではないのですが、自然に見て覚えてするようになりました。

学校から帰ると掃除、洗濯など、家事の手伝い。夏は広い屋敷の草むしりの課題があってそれをしないと遊ばせてもらえません。いいかげんにするとやり直しでした。そんなことが自分を鍛え、努力することが苦労でなく自然にできるようになりました。

しかし庭の草むしりは単調なので一番嫌な仕事でした。ですから夏はどんどん生える草を踏みつけて歩き、生えないようにと思っていました。後に結核で死にかかったとき、前述のようにこの野草に私は助けられ教えられたのです。

体は別々のものでなく一つですから、結核が治るとともに足も丈夫になりました。近眼でしたがこれも正常になりました。専門医はこの骨だともう足で立てません、車いすですと言われていたのに、私の足は丈夫になっています。もちろん正常な人とは違いますが年々強くなっています。

いつも足が痛くて苦労しましたが、この弱い足に助けられ教えられて今日まで歩いてきたなあとしみじみ思い感謝します。つらかったから必死に考えました。弱くていつも私と一緒にいてくれて助けてくれる。義足だったり、人の手を借りるようだったらずいぶん不自由なのに、今日も私とともに働いてくれる弱い足よ、ありがとうと思う。

そして、どこへでも私とともにあり、全国講演の旅もともにしてくれる。私は座らず立って話します。みなさんは、熱心に聞いてくださるから私は自分を忘れて話すと、弱い足も必死に頑張ってくれる。

幼い日には歩けなかった私が今はこんなに元気に歩ける。私にとってはまったく奇跡だと思う。

自然療法に助けられ、学びつつこの弱い足もたくましくなった。自然の力の偉大さを死にかけた肺結核からも学びましたが、尚々生きる限りこの弱い足を通して日々学ばせていただいて今日まで来たことを限りなく感謝します。こうした弱い足でしたが、九十二歳になった今でも二、三時間くらい立って講演をすることもできるのです。

自然に寄り添うと「見えない力」が味方になる

あるときは北海道の岩見沢で十時間続けて話をさせていただきました。足の痛い所、弱い所にビワの生葉を貼っておくと、痛みをとり細胞に活力をつけて丈夫にします。はれて熱を持っても、このビワの生葉を貼っておくとラクになります。頭痛、のどの痛み、腹痛と痛みには何でもテキメンで、頭に貼ると風邪も熱もとんでしまいます。ビワ葉の中にかくされている力は何とすばらしいのでしょう。

つらいから苦しいから何とかここを突破したいと思って学ばせられたことが、今私の身について、いろいろな方のお手伝いをさせていただけるようになりました。死にかけたことと、この弱い足のおかげです。マイナスをプラスに変える自然の力をこの身で体験し実感しました。

また、私は人前に出て話したり、めだつことが嫌いで、家の中で何かすることが好きでした。幼いときなどお使いに出されるのがとても嫌で、

「家の中のお手伝いは何でもしますからお使いだけはさせないで」

といつも母に言っていました。

この性格はずっと私の中にあって、家事、手芸、料理など大好きで喜々としてしましたが、外に出かけることはやはりどうしても必要でないとしません。足が弱いのでそうだったかもしれません。ところが死にかけた結核から健康になってから、人が変わったように、感謝をしたいという使命感のようなものに駆り立てられ、進んでご縁を見つけては出歩くようになりました。しかし、相変わらず人と話すことは重荷でした。

ところが先ほど述べたように、月刊誌『あなたと健康』の創刊七周年の祝賀会から、こ

のままでは天に申しわけないと思う心がまた私を駆り立てて、報恩の全国講演をさせていただこうということで講演の旅がはじまり、今日まで続いています。

はじめの頃は心が燃えて、私が救われてきたこの感謝の気持ちを伝えたいと思っても、大勢の前で話すことはもともと性に合わずひどく重荷でした。できれば奥に引っ込んでいたいほうなのに、そうすると私の中に言いつくせない感謝の思いがあるから落ち着かない。そんな矛盾の中でお話をしてヤレヤレと思って家に帰りますと、どっと疲れが出て、必ずひと眠りしないと次の仕事にかかれませんでした。

話さなければ……と心は思う。でも現実は逆で、重荷でたまらない。そんな日々が続きました。ところが東北講演の途中で声が嗄れて出なくなりました。みなさんが会場準備をして待っておられるのにこのご期待に応えなければと突っ張って行き詰まってしまいました。そこで前述のように心のめざめをさせられました。

そのときから声も嗄れませんし、今まで重荷で一つの講演が終わるとぐったりと疲れていたのが疲れません。何日も続く講演で各地を回って帰ってきても、もうひと眠りしないですみます。それとともに足も丈夫になって何時間立っていても大丈夫。弱い足も強くなって私とともに頑張っていてくれるのです。

こんな私を見て一番驚いているのは母でした。当時九十歳だった母は、

「あんなにお使いを嫌がり人前で話したり挨拶したりすることが嫌いだったのに、大勢の人の前でお話しするとはねえ」

と目をしばたたかせました。厳しく育ててくれたこの母のおかげです。この根は母です。でも私はこの厳しい母の愛情がわからず、母が嫌いでした。しかし今は心からお母さんありがとうと思って感謝しています。

育つとは、わかってもわからなくても、己に挑戦して行動してみる。我を忘れ、力の限りを尽くして、行き詰まったとき、自分の限界を知ります。そしてより大きい偉大な自然の力の発見となり、自分の頑張り、小さな自分の考えを抜いて、自然の大きな力に頭をたれるとき、無限の力が入ってくれるのです。

人を見るのではない。人は欠点を持ち、いろいろと変わります。そんなに変わるもので

はない、変わらない自然を見て自然を師に生きることだと悟《し》りました。

私だけでなく、これからご紹介するのも、ともに自然を師に学び、暮らしの中で実践してみて、想像以上の偉大な力にやはり感動し、人生も一変、希望に満ちて生きておられる方々です。

2章

「自然療法」体験者の喜びの声

——体が変わった。病気が治った。人生が好転した

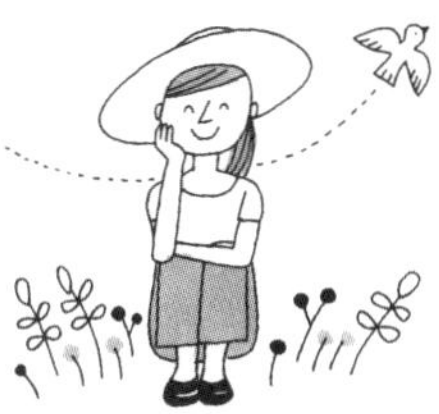

病人の栄養相談アンケート調査結果

――調査対象者1,500名――

治癒した、または好転した人……502名
変わらない、ややよい人……127名
悪くなった人……16名
死亡した人……18名
住所不明で戻ってきた人……35名

計698名

無回答……802名

上記のよくなった方々に次の質問をしました（複数回答）。

1 現在も自然食を続けている。
2 病人食でなく健康食に徐々にレパートリーを広くしている。
3 病人食を今もしている。
4 自然食も病人食もやめている。
5 生き方・考え方が変わった。
6 明るく希望が生まれた。
7 喜びが湧いてきた。
8 病気が治った事で満足・外に望まない。
9 人に伝えたい。
10 グループができた。

そうしたら下記のような結果でした。

治った方に対しての質問（○印をつけていただく）									
1	2	3	4	5	6	7	8	9	10
334	228	19	4	307	265	180	47	360	36

病人の栄養相談アンケート調査結果

自然食と自然療法で病気が治った方は、もう数えきれないほど多い数にのぼります。

以前、通信の栄養相談または個人相談をした方一五〇〇人を対象にして、四年間の生活の中でどうなったのか？　右頁のようなアンケートをとってみました。新しい方ではまだはっきりとわかりませんので四年を経過した方々を選びました。

普通はアンケートというのは一割返ってきたらいいほうだといいます。四年前ですから住所変更や不明などで返ってくるのもありましたが、約半数から回答がありました。

そして、その七割が治った、または好転したとの回答です。注目したいのは、生き方、考え方が変わった・明るく希望が生まれた・喜びが湧いたなどの心の健康に関する質問に○が多いことです。そしてよくなったと答えた人々の病気は、現代医学では治りにくい難病が多いのも特記すべきことだと思います。

肝臓病（肝硬変も含む）・リウマチ・神経痛・ぜん息・呼吸器疾患・皮膚病・自律神経失調症・ノイローゼ（神経症）・統合失調症・てんかん・胃腸病（かいよう・胃下垂も含む）・心臓（循環器）系疾患・高血圧症・動脈硬化症・ホルモン系（内分泌）障害・婦人科系疾患・不妊症・糖尿病・白内障・蓄膿症・すい臓炎・メニエール病・パーキンソン病・膠原病・スモン病・筋ジストロフィー症・胆石症・結石症・ヘルニア・乳ガン・子宮ガン・腸ガン・胃ガン・前立腺ガン・肝臓ガン・骨髄炎等その他種々の難病が治っておられるのに驚きました。

変わらないと答えた方でも、生き方、考え方が変わって希望が生まれた。明るい生き方になったと回答をお寄せくださった方が多いのには感動しました。

亡くなった方は残念なことでしたが、「安らかな永眠でした。ありがとうございます」と付記してあり、涙が出ました。

現代医学では苦しみますが、自然に還って食養と自然療法をすると、寿命で亡くなるとしても苦しまないのです。ありがたいことだと自然の力に感謝しました。

食べ物でも手当てでも自然の恵みに感謝する心がなければ、一時的で長続きしない。やっぱり心だなあとしみじみ思いました。

食と努力と手当ての積み上げ

病気が治りにくい人は、自分で努力することを嫌がります。

まず、手作りすることを面倒がる。いろいろな薬や手っ取り早くて努力しないですむ強化食品や、食養品、薬草のエキス類に頼りたがります。

でもインスタント的にラクをしていては健康にはならない。まず自然の食べ物、自然の手当てを努力してやる。これで心を養います。そしてどうしても必要なとき、食薬品や薬の助けを借りること。何よりの頼りは自然の力であることをお伝えして、私どもはただお手伝いするだけです。あとは自然にお任せする。

まさしく、〝行動せよ人生はリアルだ〟と、このアンケートは示しています。いのちは率直です。バラの木に桜は咲かない。

次の頁から、健康になられて明るく生きておられる方、使命を果たして大往生なさった方の生の声を、いろいろの方面から紹介したいと思います。

マイナスをプラスに変えて今幸せに生きておられる方々は、決して平坦な道を歩かれてそうなったのではないのです。厳しい冬や激しい大嵐を通り抜けてこられました。

その厳しい冬に耐えてこそ根がしっかりと育ちます。その厳しさを通って、春がまいります。

東城百合子

生存率が極めて低い「スキルス性胃ガン」から生還
――「食・養・心」の三位一体が大事

東京都　関口うた子

生存率は「宝くじに当たるより低い」

区の健診で胃ガンが見つかりました。のちに知ったことですが、進行が速く、これにかかると生きている人がいないと言われるほど悪性の「スキルス性胃ガン」でした。

手術で胃を全摘。

「脾臓《ひぞう》もおかされていたのでとっておきました。すい臓も胃のガンがくっついていたので、再発予防のために半分摘出しました」

という手術後の医師のお話でした。

手術のあと、私は抗ガン剤、放射線治療など一切頑強にお断りしました。これは非常に勇気がいります。これで苦しんで亡くなる人をたくさん見ていたからです。私は余命二年と言われていましたが、こんなことをして死にたくない、そう思ったのです。

手術の六カ月後に住まいの近所で東城先生の講演会があり、その縁で自然療法を知りました。これが私の運命の分かれ道でした。

そのときには体はむくみ（これがきたら医学的に死ぬと言われていました）、足裏がパンパンにはれていました。それから体はギスギスにやせ、内臓がないから、お腹がへこんでぺちゃんこでした。

でも、教えていただいたとおり、玄米をよく噛んでドロドロにして、胃がないから口を胃と思い、流し込むような食べ方をして、ビワ葉温灸をしたら、医学では何をしても出なかったお小水がたくさん出ました。

そのときは体中が痛くて骨までズキンズキンとしましたが、これは好転反応だと納得しながら、トイレに何回も這っていきました。

そんな状態でも、玄米、玄米スープ、梅肉エキス、エゾウコギエキス、薬草茶などの助けをお借りしながら、玄米菜食の実行を続けました。

医師に拝まれる

そのうち、胃がないのに口は食べたい、でも食べたら死ぬ、という状況に陥りました。デパートの食品売り場をグルグル回って食べたつもりで帰ってくる。食欲との闘いで七転八倒の苦しみを続けながら少しずつ体力もついてきました。

今現在は、何をどれだけ食べればいいか、自分の体が教えてくれるので体も落ち着いています。何といっても玄米が私には一番で、よく噛んで流し込むことが基本です。

あれこれと今までおいしいと思って食べていたものも、今では体が受けつけなくなりました。一方で、体にやさしい肉の代わりのグルテンミートがおいしくて、いろいろ工夫して料理することが楽しい。

手術から十年目の検診では、医師に「この種のガンで生きている人にお目にかかったことがない。拝ましていただきます」と合掌されてしまいました。

迷うことなく信じて一筋

これまでの道はとても厳しかったですが、私は東城先生にお会いしたときから、「私が探し求めていたのはこれだ!!」と確信しましたので、迷うことなく続けることができました。

今も、ビワ葉温灸は毎日、また内臓がないところには芋パスター（里芋湿布）をするとラクだから、これも続けています。ショウガ湿布、ゆでこんにゃく湿布も折にふれ、体に聞きながら続けています。体で知ることの大切さを実感しています（詳しい手当法は別著『家庭でできる自然療法』〈あなたと健康社〉を参照）。

自然療法は、自然に生きることとは何か、生きることとは何かを教えてくれました。

「食・養・心」――これを守れば、変えられない天分も変えることができると思います。

手術から二十年がたちました。今はとても幸せです。生かされたいのちを大切に、これからもますます勉強をして、みなさまのお役に立てればと願っています。

＊　＊

この方は、手術で胃だけでなく、脾臓までとられてしまった。自然療法では脾臓

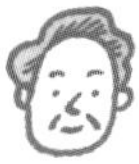

は大切な臓器です。しかし、めげることなく、胃がなければ口で消化を助けるのだと、玄米を何度も何度も噛んで飲み込む。食べ物も、そのときの体の様子や体質に合わせて選択すると、生きる気力が育ちます。工夫して試行錯誤しながら実践する智恵は、体が教えてくれるのです。

たいてい少し治るとやめて、悪くなるとまたはじめる一進一退の人が多い。それではガン体質は残っていて、気を抜いた瞬間に待っていたぞとばかりにモクモクと現れ再発します。治っても実践・努力を忘れない。

関口さんは、自然療法に真理がある、これだと信じて実行された。そして人のためにも働かれる。今も料理教室をボランティアでなさっています。どこからこの力が出るのでしょうと頭が下がる思いです。

余命一年と言われた「胃ガン」が全治
――ガンに「ありがとう、今日もよろしく」

奈良県　森本弘優

胃かいようかと思っていたら……

昔、胃かいようをしていたので、また胃かいようだと思い検査入院をしたら、胃ガンで一年もたないと言われました。

それなら退院しかない。だめなところにいても仕方がありません。以前から自然療法の本を読み、食養について学んでいたので心のメドはついています。医者とけんかしても自分で治してやろうと退院したのです。

とにかく、胃が痛い。玄米ご飯を三百～四百回噛んでドロドロにして食べる。一杯のご飯を一日に三回に分けてやっと食べられる状態でした。食欲がなく食べられないときは、粉末大豆豆乳（赤ちゃん用ミルク）は飲めたので飲む。副食は六年味噌に自家製の自然栽培の野菜が入った味噌汁をよく噛んで食べました。

痛みがひどいので、ショウガ湿布は胃だけでなく、お腹と背中にもしました。その上からゆでこんにゃくで温めること各二十～三十分。脾臓は冷やしました。

そしてひと休みしてビワ葉温灸をする。全身に約一時間。これを毎日、朝・昼・晩三回しました。背中への温灸は家内に手伝ってもらいますが、他は自分でできることは自分でやります（手当法は別著『家庭でできる自然療法』を参照）。

また、痛い、痛いと言って寝てばかりいても仕方がありません。動け、動けと、毎日朝・昼・晩三回、一回一時間程度の散歩をしました。あるときは体も弱って一時間のところを三時間もかかって歩きました。それでも休むことはしませんでした。

ガンに今日もよろしくと挨拶

十二月十九日からはじめて、翌年の一月二十六日には、痛いのもおさまり、少し食欲も出てきました。とにかく玄米をよく噛むこと、歩くこと、手当てをすることを毎日やりました。痛いときは夜中も歩きました。

そして、ついに余命を宣告されてから八カ月後、「ガンは、もうありません」と医者に言われたのです。

「どうやってガンに打ち勝ったのか」

とよく聞かれますが、私からすると、病気と闘ったという意識はありません。

東城先生がおっしゃるように、ガンという固いしこりは自分が作り育てたのだから、「闘う」というのはおかしい。自分のどこがいけなかったのかを探して、自分を「治す」ことが重要なのです。

だから、私は、朝起きたら、ガンに、
「ありがとう。今日もよろしく」
と挨拶をするのです。

胃ばかりを温灸もしません。胃ガンはたまたま出てきたもので、全身が病なのです。病んでいるのは、他人ではなく私。どこから間違ったか自分を探します。

そして、死ぬとか生きるとかは神様のほうで考えること。神様がどうするのか、向こう任せでいいと思うようになりました。

この病気で性格も変わりました。金の使い方も変わりました。今は人様のお役に立つことをしようと志しています。病気でありがたい人生になりました。

＊　＊

モノや金や頭が先ではない。心が先。死ぬも生きるも、天命で生まれ、天命で還る。これを素直に徹してやってみた。本もしっかり読んで納得し実行。信ずるってこれ!!　天が応援するとはこれですね。

「脳腫瘍《のうしゅよう》」が消え、希望を育てる

――他人事ではない。すべて自分育て

千葉県　告《つげ》　俊明／告　衣里《えり》

二度手術をしても治らない脳腫瘍

主人が脳腫瘍再発で、手術、放射線治療、抗ガン剤で苦しむ。それでも脳腫瘍は治らない。

これからどうなるのか……。私は恐怖でいっぱいでした。そして、自然療法しかないと決心し、「あなたと健康」相談室に飛び込みました。そしてもっと深く勉強しなくてはと、食事、手当てを学びに通いだしたのです。

……というより、本当はグチをこぼし、泣きに行っていました。相談室のみなさんがオ

ロオロする私を力づけ、旦那さんを支えるためには料理教室であなたが学ぶことと諭されました。数え切れないくらい、本当にお世話になりました。

食事では、体温や免疫力を上げる未精白穀類《みせいはくこくるい》（分搗米《ぶづきまい》、玄米など）、腸の有効菌を増やし、腸の働きを促す食物繊維（緑黄色野菜、根菜類、豆類、海藻類）、血液によい梅干、発酵食品の味噌、たくあん、漬物などをよく噛んで腹七～八分目の少食にする。「体で学ぶとはこれ！」と感じたと主人は言っています。

手当てとして肝臓、腎臓は温め（こんにゃくやショウガ湿布）、脾臓は冷やす。全身のツボが集まっている足裏から、頭部までの全身にビワ葉温灸をする。後頭部に芋パスターをする。キャベツを二枚、葉先を重ねてその中に芋パスターを入れ、その上にガーゼをのせて後頭部全体に帽子のようにかぶり、三角巾で縛る（ビワの生薬やビワエキスもよい）。補助食品として、梅肉エキスにも助けられました。

「闘病」ではなく「希望」

当初は、私は早く元気になってほしいと、焦る気持ちを主人に押しつけていたので、現代医学で治療しようとする主人とぶつかってよくけんかになっていました。義理の両親をはじめまわりからも理解されず、惨めな思いをしたり、悩んだりしました。

しかし、体がよくなるにつれ、主人も前向きになり、料理教室に一緒に通ってくれるようになったのです。

現在は、ありがたいことに脳腫瘍は完全に消えましたが、お互いに勉強を重ね、日々前向きに病気と向き合っています。お手当ても毎朝欠かさずにしています。

病を得て自然療法に出合い「普通の暮らし」のありがたさにあらためて気づきました。大きな病気をしたのに、苦しむことがなくなり、希望の気持ちがあふれ、もはや「闘病」ということではなくなりました。

東城先生からは、日本人の中にある「お天道様《てんとうさま》」という存在のことを教えていただきました。主人は、「自分ができること、するべきことをして、あとはお天道様にお任せにする」と言っています。

また、ずっと主人の悩みだった足の後遺症（抗ガン剤でマヒした）も、東城先生から「すべてはいただきもの」であると教えていただいてからは、精神的にもずいぶん変わってラクになり、今は仕事に復帰しています。

「病気に学ぶ」の意味も少しずつではありますが、二人ともわかりかけてきました。

＊　＊

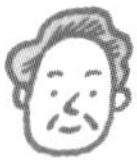

心配のあまり「食」だ「手当て」だとご主人に押しつけていた衣里さんが、しばらくすると明るく変わりはじめました。そして今度はご主人が自分もと、土曜日の働く人たちの料理教室に通いだし、そのうちに医学の再手術でも治らない脳腫瘍も消え、体調がよくなりました。全身が軽く、仕事も楽しい日々を過ごしています。

このお二人は、病気をきっかけにして、前向きに素直に生活して運命まで変わりました。

ただし、腫瘍は治っても氷山の一角が治っただけで、その脳腫瘍の体質はまだある。でもそれも天任せで、毎日楽しみながら食も手当ても仕事も、すべてが学びです。

そして現在お二人は、みなさんにこの自然の力をお伝えしようと、お仲間とともに勉強会、講演会を主宰されています。そのとき、司会としてお二人がご自分の経験をお話ししただけでみなさんが感激して泣かれます。

宿泊して学ぶ「健康学園」の主宰もしますが、なごやかに暖かい雰囲気でみなさんに大変よろこばれています。心を伝える二人なのです。

二回の「卵巣ガン」手術で学ぶ
――感性を養うと、神の経《みち》に通じる

東京都　高野三恵子

三回目の手術を断り自然療法に学ぶ

私は卵巣ガン再発で二回手術をし、三回目の手術は断りました。それで月刊誌『あなたと健康』の読者となり、すぐに料理教室に入れていただきました。

ですから最初は「病気治し」しか頭になく、食事も理論にとらわれていました。それが学んでいくうちに、「病気治し」などどこかへ行ってしまい、気がついたら生活が変わり、人生が変わっていました。

病気を治すには何を食べたらいいか、何を食べてはいけないか……というような考え方は大きく変わり、食べ物のいのちをいただく、心から感謝していただくことのすばらしさを学びました。

でも、頭の中だけで理解していたときは、何度も失敗し、甘いものなど好きなものを食べすぎたりして、胃腸が疲れてしまい、せっかくの栄養もうまく消化されずに、結局は食べ物をムダにすることになってしまいます。

自分の体への思いやりも足りない。体も自然からのいただきものなのに、自分のわがままで台無しにしてしまいます。

病気はこんな悪い根性を治しなさいと、教えてくれるありがたいものだったのです。

「よく噛むこと」の意味

心の根からしっかり育つためには、頭の中の勉強だけではだめで、実践し、毎日の生活の中で学ぶことが、何より大切。食べ物はすべて私たちのためにいのちを投げ出している。

そういう思いが自然と湧いてきて、野菜の切りくずやしっぽなどもとても捨てることなどできなくなりました。

毎日のお料理も、自然が育ててくれた生命に感謝して、そのおいしさを充分に生かして工夫して作りたいと思っています。

感謝していただくと、よく噛んで腹八分にすることも自然にできるようになりました。


主人も自分から玄米を食べると言いだし、肉が大好きだったのに、自然に食べる量が減って今ではほとんど食べなくなりました。おかげで人間ドックで高かった数値がすべてよくなりました。

まわりにも玄米を食べる人たちが増えて、料理を教えてほしいと言われることもあり、うれしいことです。

骨密度も驚くほどアップ

さらに体の生理を学び、人間の力の及ばない自然の力のすばらしさに驚くことばかりでした。

ビワ葉温灸、こんにゃく湿布、ショウガ湿布などのお手当ても、最初は病気治しでしていたので、「やらなくては！」という思いでした。今は自然の力に感謝し、自分の体をいたわりながらやっています。

手術後に八回も抗ガン剤を投与し、またB型肝炎もありましたので、肝機能、腎機能とも数値が悪かったのですが、すっかり正常になりました。

また、手術から十年後のことです。雨の日に料理教室の前で滑って転んで、まわりの人がびっくりするくらい大きな音を立てて頭を強打したことがありました。

すぐその場にいた人たちがタオルをビワ葉の焼酎漬けでビシャビシャにして、頭を包んで二時間ほど休ませてくれました。おかげで大事にいたることはありませんでしたが、念のために外科でも検査を受けたところ、以前は転倒して骨折するほど骨密度が落ちていたのに何ごともなく、しかも自然療法のおかげで医師も驚くほど骨密度が高くなっていたことがわかりました。

おかげさまで二回目の手術から二十年が過ぎ、ガンになる前よりずっと元気で積極的に動くようになりました。

生かされている幸せを感じ、本当にありがたいことと感謝いっぱいで、このいのちを大切に、少しでも世の中のために働き、役立てていきたいと思います。

＊　＊

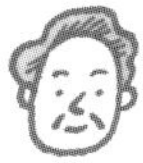

よく噛むと小脳につながり、運動神経が活性化します。だから食べる量もこのくらいがいいと高野さんの体が教えました。

腹八分とはどのくらいか。これも年中、好みのままに何でも自分に合わせて食べていると、神経はぼけてきて腹八分はどのくらいかもわからなくなります。この感性を養うと、神経は宇宙とつながり、神の経《みち》に通じることになる。これは頭では理解できません。

「心臓弁膜症・糖尿病・リウマチ・肝臓病」も完治
――健康になった喜びをお分けしたい

北海道　山本喜美

いのちを大切に生きる心のめざめ

家庭的な悩みがあって体がおかしくなりました。当時はそんな悩みが原因だとはわかりませんでしたが、「多発性関節リウマチ」で両手は動かないし、心臓弁膜症、糖尿病、肝臓病で苦しみました。握力はまったくなくてコップを持っても落としてしまうような状態でした。

病院ではリウマチにはコーチゾンなどの抗生物質を使うために、薬物の副作用でいよいよ全身が悪くなり、むくみがひどくなるので、これではだめだと思って、薬をやめて玄米菜食のご指導を受けて生活を変えました。

一時足が痛く、歩けなくなりましたが、好転反応だから大丈夫と教えていただき、三日くらいで治ってしまって痛みもとれ、歩いてもひびかなくて大変元気になりました。そしてだんだんリウマチが治り、心臓弁膜症も糖尿病も一年くらいでみんな治ってしまいました。


その後、以前かかっていた病院へ健康診断に行ったときのことです。

その医師は、心臓弁膜症は治らないと過去におっしゃっていたので、治りましたと報告したところ、

「まさか」

と言うのです。いろいろ検査した結果、

「治っている！　不思議だ！」

とうなってしまいました。リウマチも肝臓病もみんなよくなっているので驚いていました。

またあるときは、市の体力テストでのこと。私が五十代で一番年輩で、あとは二十代、三十代の人ばかりでしたが、私は走るのも握力も一番で三十代の体力とタイコ判を押されました。

母の危機も自然の力で

実は、母も胆のう炎を患い、痛みで非常に苦しみました。入院しても治らないので、退院させて私が面倒をみることにしました。

まず何にも食べられないので、玄米スープをなんとか飲んでもらいます。

お腹と腰をショウガ湿布してから、痛むお腹に芋パスターを貼って湿布しておきます。これを朝・昼・晩と三回やりました。

ショウガをすって次に里芋をするので手の皮がむけて大変でしたが、とにかく一生懸命手当てしました。

そうして十日ほどして宿便が出てきたのです。何にも食べていないのに、出るわ、出るわで、その量の多さに本当に驚きました。

便が出だすと痛みがなくなってきました。だんだん食欲も出てきて、玄米スープから玄米のおかゆ、やわらかい玄米ご飯と、徐々に玄米菜食に進みました。

十二月から三月まで本当に必死でした。痛まなくなって食欲が出てきてホッとしましたが、手当てはずっと毎日していました。ショウガ湿布のあとに芋パスターをして、その上からゆでこんにゃく湿布で温め続けました。

母のいのちを預かっているので、本当に必死でした。宿便などのいい兆《きざ》しが見えたとき、うれしくて、うれしくて涙がボロボロ出ました。

＊　＊

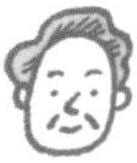

山本さんには、どうしようもない大きな悩みがありました。しかし、悩みが解消できないで体はガタガタになったのです。

心が病むと、その心の入れ物である肉体も自律神経が失調してともに病みます。この方はその実例です。

それは医者にも治せない。逆に薬の副作用でいよいよ迷路に迷い込むといったくり返しの果てに、玄米菜食と自然療法しかないと思ってやりだしたのです。これしかないと思うから必死なのです。

悩みはすぐに解決しませんが、まず何でもいいから希望を持つことです。心に光が差してくれば歩けます。歩きながら考え、体験し、反省しつつ育つのです。

山本さんは、ショウガ湿布と腰湯を交互にやり、痛みには芋パスターを貼り手当ても徹底してしまました。ビワの葉療法をしたらもっとラクだったかもしれませんけれど、当時は知りませんからとにかくこれでやる。

やりだすと病気の重荷が軽くなる。希望でラクになる。そのおかげで自分の体だけでなく、心が育ったのです。

◎「信じる強さ」を持つこと

自然療法のすばらしさは、自然の力を信じて実行するときにその力が入ってきて、心とともに体が治っていくことです。

玄米菜食と自然の手当てで薬害や体内にこもる毒素も流れ出て、薬害からの解放がはじまると心臓病、肝臓病、糖尿病と、医学でどうしようもなかったものが治ってしまう。これは人間がするのでなく、自然の力が人間の中に働いてしてくださるのです。

人間はただ心を開いてその自然をとり入れるための努力をすればいいのです。

自分がしようとして力むと肩が凝るし、神経はくたびれるしで、自然の力が入りようがない。

自然に感謝して生きはじめると、小さくコチコチになっていた細胞が活気づき、広い世界を知り気持ちがラクになって、悩みの解決の糸口が出てきます。考えてばかりいて何もしなかったら、いいことは起こりようがない。

とにかく苦しいことだけにとらわれても何もいいことは起きません。病気を治すために自然食と手当て（肝腎要《かんじんかなめ》で肝・腎は浄化槽。ここを温める）を一生懸命になってするとラクになる。そこに希望が生まれ、生きる力が育ち、心が安らぎ、くしゃくしゃした心も安らかに変えられていくわけです（『家庭でできる自然療法』七十～八十頁を参照してください）。

病人は病気の現象ばかり見て、あっちが悪いこっちが痛いと、それにとらわれ、ふり回されますから、何年たっても堂々巡りで通り抜けられない。そこを乗り越えるには集中して行動するしかない。

そして自然の恵みと力を受けて、いいサイクルに変えるのは自然療法で人間の力ではない。自然の力です。

◎「他人を癒す力」も育つ

また、山本さんは、お母様の看病もされました。当時お母様は北海道の札幌市に、山本さんは岩見沢市に住んでいました。彼女は片道一時間の道を電車で毎日通い、自分の家のことをしながら看護をしました。真心と愛情がさせたのです。

自然療法は自分で体験しますから、癒されると自分だけでなくこのような重病人も治してあげられる力を育ててくれます。

お母様は、食べられなかったので、玄米スープだけで、外からはショウガ湿布をしてからそのあとに芋パスターをして、ゆでこんにゃくで上から温めることをしました。これは

「半断食《はんだんじき》」です。食べることをやめ、休んでいる力を、治す方に向けていく。そして体の大掃除をする。外からの手当てで毒素を出す助けをする。内と外とが助け合って調和したのです。

医学では治せない。もう頼るものがないから本気です。心を一つに集中して行いますから効果も出やすい。食べないで治す。これしかないと徹底するからいい結果が出ます。心がフラフラしながら断食しても宿便は出てきません。マイナスをプラスにするとはこんなことですが、この真心は人を感動させます。すると天も動いて自然が働いてくれます。

山本さんは、平成二十八年、天寿を全うして天に還られました。

この方の健康活動のおかげでガンが治った方、その他助けられた方が多くおられます。大切なことは、ただ病気が治ったということで終わってしまって心を育てなければ、また自分勝手に生き、食べ物でも生活でも手抜きをして不自然の泥の中にまみれていく。いのちを大切に生きる心のめざめがなかったらむなしいことです。

「心臓病」の苦しみから救われる
——甘いもの、果物、生野菜の食べすぎ

東京都　坂本　頌《こう》

生きているのが、もうけもん

今私は何ものにも代えがたい喜びを得て元気いっぱい生きています。書道教室をして子どもたちに字を教えながら感謝と感激を持って過ごせることが幸せです。ご縁ある方々に「自然療法」をお伝えして喜びの種まきをして楽しい仲間もできました。

「生きているのが、もうけもんです」と医者に言われた身でしたが、今ほんとうに元気で楽しい毎日を過ごさせていただいております。

寝たきりの五年間

十年前は心臓弁膜症で、いつこと切れるかわからなくて寝たきりで、死の谷間を歩いていた私でした。夜など息苦しくて眠れませんでした。いつも息づかいは荒く苦しそうにしているので主人も心配して、ゆっくり寝つかれない日々が続いておりました。医療の世話にもなり、薬も浴びるほど飲んでいました。腕が針の穴のあとで紫に硬くなるほど注射もしました。

しかし一向に治ることはなく、相変わらずいつ死ぬかわからないような心臓の苦しみと同居しながら、家事もできないで寝込んでばかりいました。

そんなある日、母が黒豆と玄米を炒《い》って粉にしたものを食べさせてくれました。これで少し元気になりました。そうしたとき、東城先生にご縁をいただいたのです。私は東城先生のご指導にすがりました。

当時は栄養教室をしておられましたので、私は必死の思いで通いました（注：今は毎月一回の月例会と毎日の料理教室をしている)。食べ物を主体としたお話でしたが、自然食ということを通して何かしらもっともっと力強い希望に満ちたものが伝わってきます。それが何なのかわかりませんでしたが、これで私も治るんだという確信を得ました。治療のための手当法、注意すべきこと、食べ方、調理の仕方、献立等、具体的なご指導もいただき、私は勇気に満たされ大喜びして実行しはじめました。

血液が流れる食べ方とは

玄米に小豆を入れて炊いたご飯に、黒ごまをすりつぶし塩を炒って混ぜて薄味をつけます。これをご飯にかけて食べると、香ばしくておいしく、おかずがいらないくらいでした。私は甘党で甘いものには目がありません。ごはんは少しでおかずをどっさり食べ、果物などは山のようにあってもペロリとなくなってしまうくらいよく食べていました。これがよくないこととはまったく知りませんでした。片寄りもいいところ、今思うとまったくひどい食生活でした。

甘いものの食べすぎで、カルシウムやビタミンを失い、血液は汚れてしまうし、心臓の筋肉もゆるんで働きが弱くなっていることを知りました。

また果物や生野菜はアルカリ性で体によいと思っていましたが、私の場合はむしろ食べすぎてそのために細胞はゆるみ、内臓の働きを弱らせていることを知ったのです。

それからは、よく噛んで少食を心がけ、ごま・海藻・ごぼう・れんこん・豆類・小魚少々。タンパク質は、植物性グルテンミートなどでとるようにして、指導していただいた献立にしたがってやりました。

梅肉エキスや酵素などのお世話にもなりました。エゾウコギエキスもいただきました。

そして夜は入浴は避けて、お腹と腰をショウガ湿布したりビワ葉温灸などしたりしてから休みます。

こうした生活に切り替えてから、便秘だったのが毎日気持ちよい便通があり、重くて身動きできない体が軽くなって、元気になっていきます。夜も眠れなくて苦しんでいたのが、まるで忘れたようにぐっすりと朝まで眠れるようになりました。

主人は、あまりに呼吸が静かなので、死んでいるんじゃないかと心配して、何回も寝息をうかがったといいます。今までを思うと本当に信じられなかっただろうと思います。以来元気で、台所に喜々として立ってお料理したり、これまでできなかった家事を楽しんでいます。健康で生きられることの感謝はつきません。

＊　＊

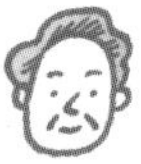

はじめてお目にかかったときは、ドス黒い青ぶくれの顔をしていましたが、今は当時よりずっと若返ってスマートになられました。お習字の先生ですが、書かれる字までもいきいきと躍っています。そして文部大臣賞も受けられました。

現在病気で悩み、苦しんでいる方も、今の姿がずっと続くのではありません。坂本さんのようなすばらしい人生があるのです。絶望しないで元気を出して、自然に添って生きる学びをなさってください。心が育つとともに自然はきっとすばらしいプレゼントをあなたにくださいます。

「胃ガン」の親友を助けたくて
——毎日の食とお手当法の必死の看護

東京都　海下千代美

手術後の高熱も自然療法で乗り切る

私は会社を経営していますが、その会社を一緒に支えてくれる私の右腕であり、親友でもある伊藤きみよさんが胃ガンと診断されました。私は親友のためにできることをと思い、東城先生のご指導を仰ぎました。

胃ガンはステージⅡでしたが、手術が必要だと言われ、胃の大部分を切りとって入院していました。

こうなってはお医者さんにお任せするしかありませんが、病気には自分で努力するのが大事と、入院しながらできる手当てと食養をしました。

手術後高熱を出し、どうなることかと心配しましたが、玄米スープを食べ続けてその状態を脱しますと、毎日、毎日、驚くほどの大便が出ました。

その量といったらどこからこれだけのものが出てくるかと思うほどで、便器にいっぱいになります。これが一週間ほど続きました。

本人は今まで便秘でしたので、自分でも大変驚いていました。東城先生もお通じがそれほどあるのは大変よいことです、とよろこばれたので、私もいっそう力を得て頑張りました。

忙しい仕事を持っているのですが、親友の生命には代えられません。毎日よいと言われるものをご指示にしたがって、病院に運んで食べさせました。

結果は大変によく、メキメキと手術の傷も治って、一カ月で退院しました。お通じははじめほどではないにしても毎日相当量ありました。老廃物や、新陳代謝していらなくなった細胞の残骸が出てくるのでしょうから、出るものはどんどん出した方がいいと理解し、自然の大きな働きだと思い勇気を得ました。

しかし、退院してからが大変でした。彼女は郷里に帰って静養すると言い、彼女のご家族も連れて帰りたいと言う。

しかしここで田舎に帰ったら、必ず食生活はくずれるでしょう。何としても私が世話しなければ……と思って、私の家に引きとって、私も私の家族もみんな玄米食に切り替えて彼女の食養生に協力しました。

おかげで私も体が軽く今まで以上に元気で、仕事と病人の世話できりきり舞いしながらも疲れることもなくすごせました。

看病疲れで家庭崩壊の危機

私の家では、全身の新陳代謝をよくするために、ショウガ湿布、ゆでこんにゃく湿布、腰湯、ビワ葉温灸など毎日してあげました。

本人もはじめは大変喜んでいましたが、そのうち食欲がものすごく出てきて困ったことになりました。

「よくなっていく途中で食欲が盛んになりますが、このとき食べすぎて失敗しないように」と前もって注意を受けていましたので、量を決めてたくさんは食べさせないようにしました。

彼女はだいたい食が細い人だったのですが、今までにないほどの盛んな食欲です。セーブする方も大変でした。そのうちに欲求不満もあってイライラしだしたのです。

「何もこんな食養法などしなくたっていいのだから。私はあなたに恩を受けなければならないことなんかありません。大変迷惑な話よ」

などと不満をならべたてるようになりました。

真剣にしているこちらの気も知らないで、勝手なことを言う病人を、私もホトホト持てあまし気味になりました。

病人がイライラするので、家族みんながピリピリして家中がおかしくなり、家庭も破壊

されてしまいそうでした。行き詰まって先生にご相談しましたら、

「私も結核が治る途中でひどくイライラして人が変わったみたいになって情ない思いをした時期がありました。体の転換期には大掃除がはじまります。よいものを生み出すためには生みの苦しみは仕方ないことです。必ず、おだやかな、平和がきます。ここでは普通の人じゃなく病人と思って、いっしょにイライラせず暖かく包んであげてください」

と励まされ、また勇気づけられて努力しました。

食養法中の最大の障害は……

このイライラは一カ月目でとれました。そのほか途中で胃が痛くなったり、体の平衡感覚がにぶって、階段を下りるときが怖いと言いだしたりしました。でも本当にこれを境に食欲も落ち着き、気持ちもなごんで、おだやかになり、体の調子もよく、大変順調でした。お通じも相変わらず気持ちよく毎日たくさん出ているようでした。

手術から二年たつ頃には、ほどよく太って大変に元気になり、再び仕事をはじめました。病気前は、非常に頭のよいせいもあってか、ピンピンと自分の体力以上の計画をしてゆとりのないぐらいのやり手でした。それが神経質なまでの厳しさがなくなり、おっとりして、ゆとりを持ち、頭のよさをそのゆとりの中に包んで、大人の風格が出てきたように思います。

たしかに食べ物は人間の性格まで変えるということをこうして実際に体験して驚いています。

食養法を実際にしてみると、他者の無理解との闘争は大きいことでした。

「そんなことをしてまで生きなくても一生は一生だ」

と余計な口出しをされたり、

「これくらいはよいでしょう」

と病人には食べさせたくないものを無理にすすめられたりするのはとても困りました。

このような障害を突破して、愛する友とともに通り抜けて来た道を、今は貴重に尊く思います。

よいものは、難関を突破したものの中から生まれ、育っていくのだということを今になって実感し、ありがたいと思っています。東城先生がおっしゃったように、よいものには生みの苦しみがともないます。

彼女も私もこの新たに生まれ変わったいのちを大切に、少しでも社会のために役立つお仕事を、希望を持ってしていきたいと思っています。

＊　＊

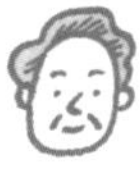

人、その友のためにいのちを捨てる。これより大いなる愛はなし――。友を愛してやまない海下さんの捨て身の真心が天に通じて今日のこの喜びを生みました。ただし、ガン細胞はまだガン体質として残っていますから、安心しないで実践・努力を続けてください。

悪性の「膀胱《ぼうこう》ガン」より救われる

――病気を知らないための不信感

埼玉県　藤野孝子

夫のガン発覚に心乱れて

主人は排尿のたびに血尿を出し、大学病院で検査したら膀胱《ぼうこう》腫瘍と診断されました。そして手術しましたがその結果はステージⅢの悪性中の悪性のガンだというのです。当時の医学ではあるときまで延命しても奇跡以外に助けることはできないというのです。もう私は錯乱し、何かわめきたい気持ちを必死におさえて、

「神様助けてください!!　助けて」

と心の中でさけんだのを覚えています。それから東城先生にご縁を得るまでの数日間を

どうやって過ごしたかと思うほど心は乱れていました。

その頃友人が、余病が多くて手術のできない子宮ガンを食事療法で治した沖縄の外間《ほかま》なえさんの体験談の載っている本を見せてくださいました。『一人でも多くの方がこれを読んで、食事で病気が治ることを信じ救われる人があるなら』と結んでありました。それをにぎりしめたときが今日の日を迎えた尊い導きとなりました。

術後の回復の遅れに焦り

今までいいと思ってやっていたことは百八十度転換せねばなりません。手術後尿管を移動したのがうまく接合しないのです。

ガンになると傷が治りにくいのは、血液が汚れて白血球の働きが悪いためと聞かされて、手術前から体力をつけるために、うなぎ、肉、さしみ、卵、チーズと血液を汚すものばかり夢中になって用意していたのがたまらなく後悔されました。

ここまで病状が悪化しては躊躇《ちゆうちよ》する暇はありません。東京ですぐ玄米と玄米釜を買って病院に急ぎました。

しかし困ったことに、病院内では病院で出される以外のものは与えないことと、厳しく言われていました。

でも生か死かを決定するときと考えるとじっとしておれません。誰にも見つからないように玄米スープを作り、梅干と、液体酵素、葉緑素、はとむぎ、胚芽だけをまず与えました。

ところが、主人は単なる良性の腫瘍としか思っていませんから、こんなことをしたら栄養失調になると怒りだし、気むずかしくなって口を開きません。気が小さい私は胸がつぶれそうです。断食して祈りながらこの苦しいときをすごしました。

また、わからないことがあったり不安になると、ご迷惑と思いながらつい東城先生にお電話してしまうのです。でもいつも親切で確信のあるご指導に、勇気と平安を得てまた必死に食事療法を続けます。

そして三日目、今までつかなかった尿管がつく気配が見えだしました。危ういところで二度目の手術は避けられました。このとき心配していた義父もどんなに喜んでくれたことか。しかし、主人はそれでも協力的ではありませんでした。

夫が医者に言いつける

ある日突然医者から呼び出されて、

「食事療法を一切してはならない。玄米は消化が悪く、砂糖もよくはないがやめたところで病気が治るわけではない。病院ではきちんと栄養を考えて出している」

と言われました。主人が医者に話したのです。

病気を治してくださるなら一切をお任せしたい。その方がどれだけラクかわかりません。「医学では奇跡が起きなければ助けることはできない」とおっしゃるから、あえて大変なことをしているのです。

現代医学で治しにくいこの病気はどう考えても盲点があるのではないか、どう考えても血液を作り細胞を作っている食べ物をおろそかにして、真の治癒があるはずがない。食養をやめればいのちがないことは歴然としています。途方にくれてこのときは寒い病院の廊下で泣きました。

また、肝心の主人が良性腫瘍くらいに考え、食事療法を信じないために、せっかく義両親も玄米食に切り替えてくれたのに、病人は好き勝手なものを食べて再発をくり返しました。いやがる主人をなだめすかしてあなたと健康の「栄養教室」へも何回か通いましたが、東城先生にも失礼な態度をとる始末です。それでも先生は頑張りましょうと言って固い握手をしてくださいます。

その後、治る方法があるうちに本人に本当のことを言うのが親切と考え、ガンのステージⅢであることを打ち明けたのです。

それからは、主人も協力的になり、腰湯と、ショウガ湿布、食事と、徹底したものとなりました。それからガンも消えもう四十年になり、元気に明るい毎日を過ごしています。

玄米に小豆とはとむぎを炊き込んだもの、純正そば、玄米もち、黒パンを主食としました。もちあわを炊き込んだご飯なども家中の大好物です。

砂糖の入らない煮物も野菜の甘みが生きてとてもおいしく、ニンニク、タマネギ、すりごま、胚芽、根菜類、海藻、豆類、グルテンミート（植物性タンパク質）を中心に自然が恵んでくれるもののおいしさに、腹八分目でやめることが残念でたまりません。

主人のためにつきあった食事療法のおかげで、二十五年間悩まされた慢性胃腸病をはじめ、じんましん、湿疹、蓄膿症、偏頭痛、表層角膜炎、肩凝りなど、元気な日がないほどの私でしたのに、うそのように健康になったのです。

今は主人も風邪一つひかず、毎日元気に、仕事に、家庭菜園作りに誰よりもはりきって励んでいます。

＊　＊

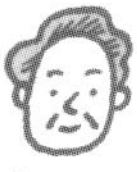

体は自然のもの、いのちも自然からのいただきもの。自然の力でできていますから、理論より何よりその不自然のもとを正すことです。自然の思いやりを忘れ、感謝できない心をもう一度自然の中に戻すことです。そして汚れた血液を浄化するために、

自然の恵みあふれた食べ物に切り替えます。

まず、主食は未精白穀類、特に玄米がよいので玄米ご飯を主力にひえ・あわ・はとむぎ・小豆・黒豆など交代に炊き込みます。黒ごまを炒ってよくすって、うすい塩味にしたごまのふりかけを大さじ山盛り一杯くらい玄米ご飯にふりかけて、口の中でドロドロになるくらいよく噛みます。そば粉、玄米粉などの利用もします。

副食は海藻・大豆製品・根菜類・青菜・青いものはにら・野草（よもぎ・タンポポ・なずな・れんげ草・はこべ）等特によい。

これらを主体にして体質に合った食養をします。

藤野さんが読んだ、子宮ガンが治ったという体験談を書いた沖縄の外間なえさんの場合は、よもぎの青汁を盃一杯ずつ毎日飲みました。また玄米もちの中によもぎをつきこんで玄米草もちを作って食べました。

藤野さんは、酵素などもあって助けられました。今ならビワ葉療法、エゾウコギエキス、よもぎエキスなどもあって、食薬品・手当てなどの条件もいいものに巡り合ってご紹介できますが、当時はまだ知りませんでした。それでも信じて一筋に実行すれば天が動く。

私は四十年間、病人の相談にあずかり（今は後輩が育ち私は引退）、いろいろやってまいりましたが、心の持ち方がとても大きいということを痛感します。死生観のしっかりした方は治っている例が多い。素直さのない頑固な方はなかなかむずかしい。自然の食べ物でも感謝のない方は長続きしない。

◎無欲の愛は患者のエネルギーになる

医者がだめだといっても生命は天から与えられたもので人間にはわからない。ただ人間にできることは真心を尽くしきって生活し、また看護するということ。この真心の暖かいエネルギーは伝わって、病人のエネルギーとなります。この藤野さんの場合もご主人は何もわからなくて、反発ばかりしていました。でも真心のありったけを尽くし、祈りながら看護しました。

ただ手を合わせてお念仏を唱え、「助けてください」と言って祈っても天に通じない。自分の身勝手な思いも力もみんな捨てて、いのちもすべて天にお預けして、心を空にして尽くしきる生活そのものが祈りです。その心はテレパシーの如くつながってご主人の心に移り本気になられた。お腹の底から噴き上げてくるようなかけひきのない無欲の愛は伝わります。

◎本人への告知はどうする?

よく病気のことを本人に言うべきかどうか問題になります。

それも助ける周囲の人と、その生き方、魂の鍛え方にかかってくることで、どれだけ生きる方向づけができているかで自然に決まると思います。最近は告知もすることが多くなりましたが、当時はガンは治らない病気で本人に隠しました。

大地は塵《ちり》もアクタも腐ったものすべてを受け入れます。それらが土の肥料となり、新しい生命を生み出してくれます。この大地のようにすべてを受け入れて、病も死も受け入れられる心境が育っているなら、すばらしい根肥やしとなって新しいいのちがそこから噴き出すでしょう。

でも、心の準備のできていない人にガンだと告げたら、絶望してマイナスしか生み出さないでしょう。

大切なのはどう生き、育つか。苦難も肥料にして、いのちを養う人間の力を超えた見えない自然の力を、見える如くに生きられるかどうか。マイナスをプラスにしてくれるのはこの無限大の自然の力ですが、危機を通り越せるのはこの生きざまにかかってきます。しっかりした死生観を持つことだと思います。

藤野さんご夫妻は病気を通して、いのちの尊さを、生きることのすばらしさを学ばれました。そして今もいきいきとこの喜びと感謝を世に伝えるために、自然食品店をはじめ、健康運動のために情熱を燃やして、使命達成をめざし活動なさっておられます。

「膠原病《こうげんびょう》」が癒されるまで
——医学と自然療法の応用

東京都　山田清子

現代医学を全否定。自然療法のみで治そうとするも……

膠原病《こうげんびょう》と大学病院で言われてから約四年。当初、自然療法のみで治そうとして、大学病院での注意は無視して、その方面で名高い東京のある病院に通いました。

病状はよくなるどころか、どんどん悪化するばかり。それなのに、今度は名古屋の○○式健康法の病院に入院。ついにそこで大量の吐血《とけつ》をして意識不明に陥りました。倒れているところを家族に何時間後かに発見され、大学病院に頼み込んで緊急入院させてもらい、やっと一命をとりとめました。

私の一徹な性格から、現代医学を頭から否定して自然食のみにこだわり、小さな穴に頭を突っ込んで右も左も見えない状態に自分を追い込んで窮地に立たされたわけです。

家族に心配をかけたうえに、自然食への信頼も失い、みじめな状態が何カ月か続きました。

入院当初はたとえ治っても植物状態になるだろうと、数人の医師から宣告され、家族もいのちさえ助かれば……と思っていたとか。

とにかく急場を切り抜けるために大量の副腎皮質ホルモン剤を投与されました。二カ月ほどたって何とか自分で自分を処することができるようになったとき、現代医学でいのちを救われた今、お任せする部分はお任せするとして、自分で努力すべき点は努力しようと思うようになりました。

以前から愛読させていただいている月刊誌『あなたと健康』と『家庭でできる自然療法』をくり返し、くり返し読み、病院内でできることとして、ごまをご飯にふりかけたり、梅肉エキス・エゾウコギエキスを飲んだり、バケツにお湯をくんで足湯をしたり、こんにゃく湿布をしたりしました。

副腎皮質ホルモン剤の薬害を気長に徐々に減らす

副腎皮質ホルモン剤の副作用の怖さは以前からよく承知していました。ですが、それを飲むのを拒否したために窮地に陥り、皮肉にもその副腎皮質ホルモン剤でいのちを救われることになりました。

入院当初は一日六錠の副腎皮質ホルモン剤と他に免疫抑制剤を飲みました。約五カ月後、ホルモン剤も一日三錠になり、症状も落ち着いたということで退院を許されました。家に帰ってからは、薬による副作用を少しでもなくしたい。また、できることなら一日三錠のこの薬を減らしたいと思い、玄米菜食による食養と自然の手当法を実行して一生懸命努力いたしました。

おかげさまで、退院時にはタンパク尿（＋＋＋）だったのが、退院から一年半すぎて（＋－）～（－）となり、また腎機能も退院時57くらいだったのが、68と回復いたしました。

薬も一日三錠だったのが二日に一錠となっています。

ところが、副作用も出ず順調すぎるくらいにきたので安心して油断したのでしょうか、ウイルス性の風邪で一カ月ほど体調をくずしたりもしました。まだまだ本ものでないと思い知らされました。

たとえ二日に一錠の薬でも、体の免疫を弱めます。ちょっと条件が悪くなると、感染性の病が頭をもたげてくるようです。気をゆるめず、なおいっそうの努力をと思っています。

〝我の強さ〟が失敗のもと

この経験を通して、私自身の狭い視野、つたない知識だけでは、自分の体一つですら制御できないのだと思いました。〝私が、私が〟という我の強さが大きな誤りのもとであったことも身に染みました。

また、現代医学と自然療法は互いに矛盾し合うことでないことも学び、考え方・生き方にずいぶんゆとりが出てきました。両者が互いに相手の長所をとり入れて治療にあたってくれれば、患者にとって益するところ大ではないかと思うこの頃です。

私のしくじりから「自然療法」を頭から否定していた家族たちも、私の順調な回復ぶりを見て、自然食、自然療法の価値をまた再認識してくれだして本当にうれしく思っています。

現在、我が家は私のみ玄米菜食、主人と三人の子どもたちは麦飯の健康食という状態です。これが現在では一番無理のない我が家の食事形態のようです。

* *

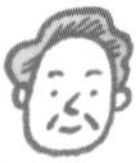

病気を治すために、ある段階では厳しく制限した病人食で己を制御することも大切です。しかし自然食をなさる方で、この山田さんのような例が多いのです。自然は枠《わく》も形もないので、これでなければと決めつけて、小さい殻に無理に自分を閉じ込めるのは決して自然ではなく、片寄った不自然な姿です。着物を一枚一枚脱いでいくようにこの枠を外すのです。

自然療法は家庭でできる範囲内のことで、その域を越えてしまったら、専門のお医者さんにお任せするしかない。そこまでいかない前に処置する健康管理が大切です。

でも、緊急を要するときでも、またはバイ菌による発症で薬品を使用するときでも、日頃から自然の生活をしていれば薬もよく効き、毒素も溜まりにくく、長く使わずにすみます。

また自然食や自然療法を併用しながらですと薬害も流しますから、山田さんのように順調な回復もできます。

大切なのは心を開いて明るく生きること。すると細胞も開いて豊かに働いてくれるので、自然の生命力も向こうから入ってくれます。ギクシャクすると閉ざされて治りません。

病気によってたくさんの勉強をし、人生も幅広く生きられる。ありがたい天の思いやり、親切です。

「膠原病《こうげんびょう》」を砂療法で乗り越える

――自然療法で薬を断つ

群馬県　松永眞紀子

更年期障害と思っていたら……

あるとき、学んでいたヨガのポーズに力が入らなくなりました。さらに筋力の低下、無気力、手足の関節が痛くなるなどで、何カ所も病院をまわりましたが、どこも異常なし。当時三十七歳でしたが更年期障害で済まされました。

そして翌年、高熱が出て病院に行き、医者からは単なる風邪だから薬を飲めば治ると言われました。でも、自分の体の中で何か異常な事態が起こっていることを説明し、哀願して強引に入院をしました。

三週間ほど、熱が上がったり下がったりで、熱が上がる前はベッドがガタガタと音を立てるくらいの震えが来て、九州から来た母が私の上に覆いかぶさって押さえてくれるほどでした。一向に回復しないことからやっと精密検査をすることになりました。

その結果、診断された病名は、難病の「膠原病」の一つ「多発性筋炎」でした。これからは一生薬を飲み続けて、雑菌を避けるために人混みの中に行かないこと、常にマスクをする、日光に当たってはいけない。またステロイド剤の副作用で骨がもろくなる。胃に悪性の潰瘍ができる。糖尿病、腎臓病にもなりやすい。そしてあなたの場合は近いうちにベッド生活は覚悟してくださいとも言われました。

とてもショックでした。大量のステロイド剤の投与、そして人との接触を避けて個室の病室で五カ月を過ごして退院。そして一年後に再発したので再入院しました。

この頃、私がすっかり変わってしまったのを見た従姉が、東城先生の『家庭でできる自然療法』をくださったのです。従姉はこの本で自分のガンも助けられたと熱心にすすめてくれても、当時の私は医者の言葉以外には聞く耳を持っていませんでした。しかし三回目の再発のときには、なぜか身の危険を感じて入院を断りました。

「大きな自然の力」に包まれて息を吹き返す

寝たり起きたりの自宅療養の日々で、ふと本棚に置いたままだった『家庭でできる自然療法』が輝いて見えました。私はサプリメント、温冷浴、温泉療法など、体にいいと思われることはすべてやり尽くしていました。

「でも、最後にこの自然療法を実行してみたい。ダメなら潔く天に還ろう」

そう思ったら、久しぶりに爽やかな気分を味わいました。

そして、砂療法に参加しました。四年間日光を避けていた白い体でしたが、お日様の暖かさ、砂に抱かれる心地よさを体験したことが、私の新たな人生の始まりになりました。

まず普段飲んでいる、炎症を抑える強力な薬プレドニンを、服用時には少しずつナイフで削って、三〜四年かけて量を減らしていきました。その間にあらゆる好転反応も体験。そのたびに「あなたと健康栄養相談室」に助けられ、苦しいつらさも悪いものを流す大きな自然の力だと感謝できるようになり、好転反応も楽しみになりました。

食の間違いに驚く

以前は、食べ物も手当法もわからず、洋食のフルコースが最高の栄養だとモリモリ食べていましたが、体力には自信がありませんでした。

そこで一念発起して、群馬から片道三時間かけて、毎週料理教室に通い出しました。東城先生他、先生方のお話に毎回驚きと感動。

玄米菜食の自然食と手当法、砂浴などを肌で感じ、実践努力で好転反応とともに健康になっていきました。

こんなすばらしいことを地元で伝えたいと思い、上級コースが終わる頃には「太田自然に学ぶ会」を立ち上げて、自宅で料理教室をはじめました。

「膠原病友の会」にも入会をすすめられ、何度か参加しました。その場で自分が食とお手当てで元気になったという体験を話しても、

「病人は食べることが楽しみだからできません。難病だから薬を飲み続けて病気と一緒に

生きるしかないのです」

と言われました。私は病気とお別れしたいと願っていました。

自然療法をはじめて七年後。医者からは「とても元気になりましたので、難病指定（当時は入院費や薬代が無料）はとり下げます」と言われました。でも、この病気は完治することはありませんので、ステロイドだけは一生飲み続けてくださいとも言われました。実はすでに数年前から服用はしていませんでしたので、以来病院には行っていません。

その後、膠原病友の会の会員の方にあったときに、自分が薬を断ったことを話したら、「あなたは軽かったからよ」ですまされてしまいました。

今では群馬県を元気にしたく、新たに「群馬自然に学ぶ会」として、食べ物やお手当てなどの大切さ、自分が体験したことなどを伝え続けています。

＊　＊

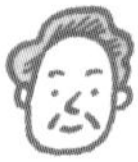

病院では治らず苦しい思いの日が続きました。それでも希望を捨てず、できることからしてみようと決めると心も定まってきます。

病気で苦しんでいるのは自分でも他人事のように、「何で、私がこんな病気になったのよ」と思って、あのせい、このせいで他人をうらんだり、出ては消える健康法を探して忙しい人は心定まらず、実践・努力は不可能です。信じて実行できるとき、健康も幸せもいただける。苦しみも苦労も病気も、必要あっての自然の思いやり、愛なのです。

現代医学でだめでも、自然の力は大きく運命も変えることにもなるのです。

一生治らないと言われた娘の「腎臓病」が治る

――食生活の間違いを正す

神奈川県　矢沢みちよ

塩抜き、白砂糖過多はだめ

五歳になる長女・智子の腎臓病を治してやりたい一心でいろいろな病院を遍歴し、二年以上続けましたが一向に治らない。これがきっかけとなり、長女の食事療法がはじまりました。

母も血圧が高かったので、智子と私と母、三人で東城先生のところへ相談にうかがったのでした。そこで先生のご説明を聞いて、ただただ、過去の食生活のあやまりに驚くばかりでした。

栄養なんていうものは、肉や魚をどっさり食べていればいいものだと簡単に考えて生活してきた私どもの食べ物は、悪い見本のようなもので、ビタミン、ミネラル不足、タンパク質過剰のひどいものだったことを知らされました。

また、同じ腎臓病でも塩抜きにするものと、そうでないものとがあることも、はじめて知りました。

智子は大変な甘党で野菜、海藻など食べません。このような人の腎臓病は、「陰性の腎臓病」で、塩抜きしたら体中だるくなってかえって悪くなりますよとのお話。

今まで塩抜きにし、その代わり砂糖と酢で味付けして過ごしてきたのが、これらは細胞の活力を弱め、内臓の働きをにぶらせ、血液を汚してしまうのでいけない。どんな腎臓病でも塩抜きはあたり前と思っていた私の常識が、ここで打ちくだかれることとなりました。

以来、今まで味噌汁など飲んだこともなかった娘が、薄味の味噌汁、薄味の納豆、その他野菜も薄味にして自然発酵の醤油で食べられることとなりました。玄米に薄味のすりごまをかけて食べるなど、今までとはまったく変わった食生活となったのです。

子どもは塩分にうえていたので、大変おいしいと喜んで食べてくれました。そして今まで、寝てばかりいたのが、起きたいと言うようになり、日増しに元気になっていくのがわかりました。

それとともに尿タンパクも、食事が変わった最初の一週間は少し多く出ましたが、あとは徐々に減りだしました。

また一つ大きく変わったことは、娘は甘いものが大好きだったのに、悪いと知ってやめてからは体の調子もよく、やはりこの食事がよいのだと体で知ったからか、まったく食べようとしなくなりました。

〝病人一家〟も食を変える

玄米ご飯、小豆、黒豆等の豆類とその加工品、グルテン製品や、黒パン、日本そば、海藻、ごま、緑黄色野菜とその他の根菜類、少々の生野菜を中心とした単純な献立が、小さい智子には最上のごちそうでした。弱さを克服して、お友だちのように元気になりたい一心で、一生懸命です。

その結果、驚くほど顔色もよくなり、元気になりました。私どもも、ただただうれしく、毎日がたのしく幸福でした。

母も小さい孫の努力をいじらしく思ったのか、また驚くほど元気になったのを見て、正しい自然の食べ物に帰ろうと、これまで以上に真剣に自然食をはじめました。

実は、母は血圧が高く、次女の玲子は二歳半ですが胃腸が弱く便秘です。

父は肺結核で低血圧。十六歳からの水虫を七十三歳の今、まだ治せないでいる。

主人は、大の酒好きで肉食には目がなくて肝臓が悪く、私は慢性胆のう炎です。

こんな〝病気一家〟を作るのも当然の食生活だったこと、この上なく無知だったと一同認めるところとなり、まず智子と一緒に玄米を食べだして、母の血圧は下がり正常になりました。

こうして食生活の大改善をする一方、今度こそ間違いない本当の知識を得て、正しい食のあり方を知りたいと思い、毎週片道一時間半かかる料理教室に通いだしました。

健康を保つための食事の質と量を実際の料理を通して教えていただき、一つひとつ階段を上るように学びました。そうして、徐々に家族に対しても自信を持っていろいろな食事指導ができるようになりました。

血液の浄化で変わる体質

こうして自然食を正しく実行するようになって、まず、元気になって喜んでいた母が急に腰が痛いと言って足をひきずるようになりました。一週間ほどしたら痛くて動けないと言って寝込んでしまいました。

次女の玲子はひどいじんましん。時を同じくして父もじんましんが出はじめました。そうこうしているうちに主人が軽いめまいがするというういろいろ変わったことがありました。

東城先生からは、

「血液が変わり細胞が活力を増すと、今まで出せないで沈滞させていた老廃物を出す時期が必ずあります。これが体の転換期で、よくなりはじめたという天からのお知らせです。変化があっても心配しないで落ち着いて処置なさい」

と前々からご注意を受けていました。

ですから、くるべきものがきたな、よい方向に向いてきたと喜び、一層バランスを考えて、今まで足りなかったミネラル、ビタミン、その他の酵素類等をとるように食事に気をつけました。


食に気をつけると同時に、母の神経痛には、ショウガ湿布をしたり、よもぎや薬草の干したもので干葉湯《ひばゆ》を作り、これに足先と腰だけ入れて腰湯で温めました。二週間ほどで徐々に歩けるようになり、一カ月ほどですっかりよくなりました。

次女のじんましんも二カ月ほど続き、あまりかゆがるので、ビワの葉がいいと教えていただき、これをお風呂に入れ、せっけんは使わずぬか袋で体を洗ってやりました。こうするとかゆみもとれて気持ちよく眠りました。この頃からビワ葉温灸も知り、温灸に家族中で助けられました。

五十七年つきあった水虫が消えた！

「しかし内部から不必要なものが活力を得て自然に噴き出してくるのですから、自然に治るまで、つまり整腸作用が正しくなるまでこれは続くでしょう、仕方ないことですが、頑張って勝ち抜き、二度とこんな思いをしないですむ、立派な体を作りあげるんですよ」と東城先生にはげまされ、出るものはうんと出よ、へたに薬でとめたって、細胞は変わらない。「よい体になるのだよ」と子どもにも言ってきかせて頑張りました。

次女は、肉と甘いものが大好き、野菜などひとかけらも食べないという大変ひどい食生活をしてきました。

それが今こうして反応として出ているのだと子どもにわびながら、ゆでこんにゃくで湿布もして一生懸命頑張りました。

その後、三カ月も続いたじんましんもだんだん勢力がおとろえ、こんにゃく湿布、ビワの葉の腰湯ですっかりよくなりました。

食生活も変わり、全身に活力が出てきたという感じを見せるようになりました。


さらにうれしいことに、父の肺結核は五年間まったくよくならず手をやいていましたが、食生活改善の一年後のレントゲンではすべてよくなっていたのです。

また、五十七年間悩んだ水虫（家を五軒建てるほど薬にお金を使ったと言います）も、食養生と手当て（ショウガ湯に足を浸ける）でよくなったのです。あとでビワ葉の焼酎漬けをつけてもよいことを知りました。低血圧も治ってしまいました。

私は、手術しなければ治らないと言われた胆のう炎がよくなりました。やはり私も肉が大好物でとりすぎていたのでした。

主人も、努めて野菜と海藻、豆類、玄米へと切り替えて好調になっています。

苦しい症状も「自然の思いやり」

五歳の智子は医者から、この種の腎臓病は一生治りませんと言われるほどの重症の腎臓病だったのです。医者がこんなによくなるなんて不思議だと首をひねるほどの回復ぶりで、家中大変に喜んでいました。

ところが、お正月をすぎた頃から、また朝起きると顔がはれぼったくておかしい。尿タンパクはさほどではないが少し出るようになりました。正月に食べすぎたのだろうと思い、玄米スープにして消化がよいようにと苦心するのですが、本人はお腹がすいてたまらず、食欲が盛んなのをだますのが仕事のようでした。

そうしているうちに急にお腹が痛いと言いだし、痛い、痛いと転げまわる有り様。盲腸にでもなったのかとお医者様に来ていただいてもその様子はないとのこと。食べすぎでしょうからと消化剤をくださいました。

食べすぎるほど食べさせていないので不思議に思って相談室の先生のところへとんで行きました。

先生はいろいろ様子を聞いておられるうちに、それは間違いなく好転反応です。体の第二の転換期で腸の宿便が動きだして、出ようとする活動開始の知らせですとおっしゃった。そういえばここ二、三日便秘している。出そうにも出せないのです。

まずお腹は昼といわず夜といわず、温めること。お腹の痛みをとり宿便を出すのに一番よいのは、味噌の湿布と教えてくださった。味噌湿布というのは、自然発酵の本ものの味噌を布に伸ばし、これをへそをのぞいたお腹全面に貼り、上からゆでこんにゃく（こんにゃく二丁を十分ほど煮て、タオル三枚くらいで包む）を上からあてて温める。冷めるまで約一時間ほど温め、味噌はそのまま八時間ほどとらないで貼っておきます。

また、味噌を取り替えるとき、ゆでこんにゃくで温めて気分よくなるまで続けるとよいとのこと。不思議とこれはよく効いて、宿便というのでしょうか、黒いお通じやら、トロトロのお通じやらたくさんあって、痛みもとれ、毎朝の顔のはれもなくなり、すっかり元気になってしまいました。

驚くべき自然の力

本当の食事療法というのは、全身が健康になるために、弱い細胞一つひとつが活力を得て生まれ変わるということなのだといろいろ学びました。

腎臓病が治りにくいのは、腎臓だけでなく肝臓も胃腸もともに弱く疲労しているので、全身を治すつもりでかからなければ決して全治するものではありませんでした。長女の病状の一つひとつが思いあたることです。今度の腹痛にしても今までは腎臓ばかりを心配して神経をすり減らしていましたが、腸がこれほど汚れ、宿便をこんなに溜めていては栄養の吸収も浄血もできないはずで、決して根治することはできない道理でした。

でも、薬物によってできえない整腸作用と、自分の力で出せないで苦しんでいた老廃物を出したのは、驚くべき自然の力だと悟りました。

その後、調子も大変によく、自然の力である食べ物のなんとありがたく、貴重なものであることよと、実際に元気になった家族や、娘を見て思います。

一生、腎臓の弱さを背負って生きなければならないと医者に宣告された子が、元気になったのです。その上、家族一同もまったく別人のように健康になり、幸せです。

＊　　　＊

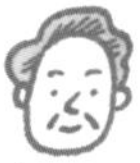

智子さんは今立派なお母さんになっています。ご家族のみなさんも元気になり、幸せ一家になりました。それまでは、食事もでたらめで勝手に食べたいものを食べて、家族全員病を抱える〝病人一家〟でした。智子さんのおかげで全員の病も治ってしまった。また全身の細胞が活気づき活動が始まると、好転反応として悪いものを体の中から引き出す力が働き、悪くなったような状態になることもあります。これも必要な大きな自然の思いやりです。

二十五年間の「脳病」から解放される
——食品添加物の恐ろしさを知る

青森県　小岩みゆき

食生活の間違いで精神科病院に

私は六十二歳ですが、これまでの二十五年間死ぬに死なれず、生きるに生きられず、一日として楽しいと思ったことはなく日々を過ごしてきました。

ある日突然血圧が下がって、気がついたら精神科病院の個室で、びっくりしました。退院しても心臓は何となく不安で、頭も働かないし、めまいがします。少し頭を使いすぎると、何か声が聞こえてきて幻覚症状を起こしてまた入院します。

何とか健康になりたいと思ってお医者さんに話してみるのですが理解していただけず、

全部頭のせいにされてしまい、精神病患者の扱いしかされません。

そんなときある方が、健康になるご本を読んでみませんかと月刊誌『あなたと健康』をくださいました。

今まで聞いたこともない、はじめて知る健康になるすばらしいことが書いてありました。食品添加物の恐ろしさも知りました。そういえば、子どもを三人生んでからその後避妊しようと思って避妊薬を使った。その頃から体もおかしくなったと気がつきました。

白砂糖もよく食べていました。知らなかったとはいえ、インスタント食品なども、便利ですからどんどん食べてきました。今思うと砂糖の食べすぎの低血糖症でした。貧血・血圧降下・心臓病から脳にまでいったのではないかと思います。

『あなたと健康』を読むと、玄米を食べて病気がよくなった体験談がたくさん書いてありました。玄米一合を炒って小豆を入れて、土鍋で炊いて食べてみますと、本当に三日で元気が出て、疲れがだいぶとれました。ありがたくてうれしくて、それに力を得て今度は東城先生の書かれた『家庭でできる自然療法』を送っていただいて精読しました。

その中に、長い病気の人は脾臓が悪い。体の芯が固いのは脾臓が弱っていると書いてありました。そこで教えていただいたとおり、ゆでこんにゃくで腎臓と肝臓を三十分温めて、左の脇腹の脾臓を十分間冷こんにゃくで冷やしました。

出るわ、出るわ、毒素の山

そうしたら三日目からお小水が出て、出て、夜も昼も忙しいのです。今まで小水の出も悪くむくんでいたので、ありがたくてたまりません。体重も六十二キロが六カ月すると五十二キロにまでやせて、体も心臓もだいぶラクになりました。体の芯の固さもとれてきました。

二十五年間精神科から出される薬を飲んでいましたが、この薬を飲むと何となく朝から眠く、夢ばかりみたり吐き気がしたりで、何もできなくなります。そこで思いきって薬をやめました。そして『家庭でできる自然療法』の本にハブ草の実とゲンノショウコ、タンポポの根が、脳によい自然のお薬だと書いてありましたので、これを煎じて飲みだしました。お小水もよく出ましたが、口からくさいもの（毒素のようなものだと思います）が出てきました。出るものが出たのか、頭も体もさっぱりしました。

とらわれて逆もどり

しかし、酸性の食べ物はだめ、お魚も肉も動物性はだめということで食べないようにしましたが、それにとらわれすぎて、野菜料理も知らないので、バランスをとることがどんなことかもわかりません。そんなことをしていたら、三カ月もしたら四十五キロにやせ、買い物に出ることもできなくなりました。また変な声が聞こえたり、錯覚したりで精神科病院に再び入院させられてしまいました。

ただ、前と違って脳波も正常でしたので一カ月半で退院しました。

またはじめからやり直しです。玄米を炒って小豆とはとむぎを入れたご飯に、ごまを炒ってすったのをかけて食べました。寝る前には腰とお腹にショウガ湯の蒸しタオルをあて温湿布をする。ゆでこんにゃくをタオルで包み、上からあてて三十分ほど温める。脾臓は冷こんにゃくで冷やしました。

するど、夜明け頃から口からくさいものが出てきます。頭がだんだんはっきりしてきて、体の芯の固さが少しずつとれ、めまいもよくなってきました。

手当てと食べ物で二十五年ぶりの笑顔

手当て後に、脾臓に芋パスターを貼って寝たり、つらいときは午後にも手当てをして脾臓にからし湿布を一日おきにしたりしました。すると頭がはっきりして、体が軽くなって、少しずつ働けるようになり、何だか病気が治ったというよりも、生まれ変わったような晴れやかな気分がします。ありがたくてうれしくて、今までできなかった家事もすることができました。

それで元気がつき、お料理教室で勉強もしました。正しく作った自然食がこんなにおいしいものとは思いませんでした。お彼岸にはだんごを二十五年ぶりに作って神仏にお供えすることができ、心から感謝しました。

この頃はビワ葉温灸療法もあることを知り、これでまた助けられています。

こんなに健康になる自然の食べ物と自然の手当てを、手軽に教えてくださる東城先生は神仏の化身ではないかと手を合わせて拝んでいます。

＊　＊

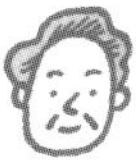

私は神様でも何でもありませんが、結核で死にかけたとき、助けられた。乳児の頃の足のけがでいつも足が痛くつらかった。そのために食べ物と手当てを学びました。そのことが少しばかりお手伝いできたとしたら、もったいなくありがたいことです。それは人間の力ではなく、自然のみごとな親切です。
頭の病気は霊的・精神的なことからもきますが、食べ物の間違いは恐ろしいのです。本当によかったですね（食事法、手当法は別著『家庭でできる自然療法』に詳しく出ていますのでご参照ください）。

「筋無力症」が治り、力強く生きる
――水道の蛇口をひねるのもやっとだった夫が……

長野県　宮川恵美子

夫が治らなくても私が背負っていく！

息子が生まれて一年後に夫の筋力が低下し、水道の蛇口さえひねるのもやっとになりました。病院では「筋無力症」と宣告され、治らないまま退院。夫が治らなくても歩けなくても、私が背負っていこうと決めました。

そんなとき、玄米食で筋無力症が治った人をテレビで紹介していました。夫を救ってくれるのは、この療法しかないと探しに探して、ある食養療法の先生にご縁をいただくことができました。

先生の「必ず治りますよ」とのお言葉を信じ、夫と私は一日二回の玄米粉と青汁と根の野菜だけの食事に切り替え、二人ともたちまち十キロやせました。

食欲と闘い、一カ月、二カ月とこの療法を続けていくうちに、心にも体にも大きな変化が表れたのです。

便秘がちだった夫が一日数回排便するようになり、黒っぽかった爪に血の色が出てきました。

私も今思えば、体内毒素が噴き出したのでしょう。じんましんが体中に出ました。それまで立ちくらみが多かった体が、すっかり活気づいていきました。

信じて実行が天に通じる

四カ月後、夫は断食道場で断食を実行。ついに長いこと凝り固まった宿便が大量に出て、治らないと言われた難病が治ったのです。体が治ると、心もともに穏やかになりました。

まわりから、

「栄養失調になる。体がだめになる」

と反対されながらも、治りたい一念で実行することができました。

そして夫婦として、人間として、充実した日々を送ることの大切さとともに、食とは大地が育てる〝いのち〟をいただくことだと学びました。

その頃東城先生の教えに巡り合い、豆腐や豆乳、玄米パン、玄米自然食などを作って家族でいただきました。

子どもたちの体調がよくなければビワ葉やショウガ、こんにゃくを使って手当てをしました。そして薬草の持つ自然の恵みに目覚めて「自然に添って生きる」ことの尊さ、大地が育てる自然そのままのいのちを食べ物としていただくことのありがたさを、骨身に染みて味わい、人間が生まれ変わったようでした。

夫の病気が治って二十六年になります。我が家では、二人の子どもも巣立ち、孫も生まれました。

今、夫は土建の仕事を毎日元気いっぱいにしています。私は、小学校の教員を続けており、子どもたちに自然の食べ物の尊さを伝える機会に恵まれています。同居している両親も元気で、畑で新鮮な野菜をたっぷり作ってくれます。

＊　＊

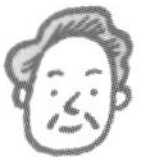

陰を陽に。マイナスをプラスに変えるとは!!　人間の頭では通じない極端さが調和という自然の力を知ることになりました。この調和を信じ実行するとき、自然の大きな愛を悟ることができ、病気も消えました。

病気は不幸ではない。〝天の愛〟と受けとめるとき、その心が見事な人生の開拓になりました。

この方は断食も実行し、これも天による助けになりました。断食も必ずしっかりした指導者について実践・努力してください。

医学で治らない「ぜん息」が快癒
——ガンコな便秘も治って壮快

北海道　蔵﨑裕江

発作の苦しみを自然療法で乗り越える

私は八年前の秋口に突然、ぜん息の発作を起こし、救急車のお世話になりました。そのとき運ばれた先のドクターが、偶然にも呼吸器系の先生でした。先生からは、「現在の医療では完治はありえません。一生のおつきあいになりますよ」と言われました。

そんなとき、ご縁があったのでしょう。東城先生のご著書『家庭でできる自然療法』に巡り合いました。読んでいくうちに、「これをしてみよう！」と思い、早速実行。

「ぜん息」の項目でいいと書かれているレンコンの絞り汁、大根を薄切りにして蜂蜜に漬けた汁、玄米スープなどを飲みました。もちろん、玄米ご飯に根菜類中心の食事に切り替えました。

同時にお手当てもこんにゃく湿布、ショウガ湿布で血行をよくしてからビワ葉温灸と並行してはじめました。あの発作の苦しみを思うと、何のためらいもなく実行できました。

二〜三日たったころでしょうか、体に変化が起きました。お腹がゴロゴロと鳴って、腸の中で何かが暴れている様子です。一日に何回もトイレに駆け込む次第でした。

それと前後して、今度はのどの奥の方からムクムクと込み上げてくるものがありました。たんの固まりです。ティッシュでは間に合わなくて、トイレにぺたんと座り込み、便器を抱えて涙ぐむほど嘔吐《おうと》しました。

こんな状態が四〜五日続いたと思います。よくもこんなに汚いものを自分の体の中に溜め込んでいたかと思うと、愕然《がくぜん》としました。でも、もしかしたらこれは宿便？　好転反応かもとの思いもありました。

気管にもこんなにたくさんのバイ菌や老廃物を身につけていたから、発作が起きたんだと思えてきました。

おかげさまで、その後は咳一つ出ず、風邪一つひかず、七十歳の現在に至っています。病院からいただいていた薬や発作が起きたときに使用する吸入器も、一年くらい手元に置きましたが、結局捨ててしまいました。


春一番に顔を出すフキノトウを食べるといいと書いてあったので、あのときほど春が待ち遠しい年はありませんでした。

次々と芽吹いてくれる野草も、スギナ、タンポポ、ハコベ、よもぎ、ゲンノショウコ、ドクダミ、ツユクサ、オオバコなど、たくさんの野草に助けられました。

今までは雑草としか見ていなかった、というより畑の敵と思っていた草をせっせと料理したり、干してはお茶にしてパワーをいただきました。

食と手当てで冷え性、便秘も解消

それまでは水の代わりに飲んでいた牛乳や、お肉にもさようならをして、食生活が変わってからどのくらいが過ぎたでしょう。思いがけないうれしい体の変化に気づきました。若い時分から悩みだった冷え性が、いつのまにかすっかり消えて、冬だというのに体がぽかぽかしているのです。

おまけに長年苦しんでいた便秘も見事に解消していました。一日の目覚めから爽快な朝を迎えられるなんて、夢のような気分です。

今はこの当たり前のことに心底から感謝し、自然療法のパワーのすばらしさを発信し、伝えていきたいと思っています。

今日もすりごまをたっぷりかけた玄米ご飯を百回噛んで、相変わらず感謝していただいています。

＊　＊

医師は人間を診《み》ず、機械と数字の測定結果でステロイドの薬を処方しました。とても嫌だと思ったそうです。

苦しかったから必死だった。結婚している横浜の娘さんの家で倒れたので、手当ては昼の空腹時にビワ葉温灸、夜にはショウガ湿布を娘さんがしてくれました。これでラクになり、北海道に帰ってきてからは、こんにゃく湿布も加わる。よもぎエキス、ハコベエキスなども自分で作る。梅肉エキスは作ったけれど、これは大変なので出来上がったものを購入して助けられているという。

カリンジュースをお湯で薄めて飲むと風邪もすぐに治るので、みなさんに分けてあげ、よろこばれる。

身近にはアレルギーやガンの方も多いので、食と手当ての大切さを知ってほしいと微力ながら走りまわっていると話してくださいました。

食育の重みを子の「乳児湿疹」で教えられる
——薬の副作用で下痢が始まり治らない

大阪府　松下貴子

薬の影響で腹水が一・五キロも溜まる

次男が四カ月で「乳児湿疹」が悪化し入院しました。抗生物質の点滴と同時に一日十回以上の下痢がはじまり、ステロイドなどたくさんの薬が使われました。入院が長引くとむくみがひどくなり、体重が増え、そのうち腹水が一・五キロも溜まりました。

結局、血液製剤で腹水はおさまりましたが、入院一カ月以上たっても湿疹も下痢もまったくよくなりませんでした。

悩み苦しみの中、書店で東城先生の『心を育てる子どもの健康食』（池田書店）に出合い、自分が今までまったく誤った食生活をしてきたことに気づきました。

東城先生の教えを受けて一番勉強になったことは、三大栄養素の〝融通性〟です。

現代の栄養学ではやたらと数字にこだわり、それに適さなかったら大変なことのように言われたりしますが、自然の仕組みは単なる数字（見える形）で表せない融通性があることがよくわかりました。

栄養素は何が足りないということばかりに神経を使わずに、むしろ腹八分目を、よく噛んで食べると自然に食べる量も減ってきて、元気になっていきます。


ただ我が家では抗生物質で腸をこわしてしまった次男がいるので、なるべく玄米食に近い食事を考え、特に次男には、肉、魚をあまり食べさせないようにしていました。でも次男は今からまだまだ体を作っていく段階なので、小魚や消化のいい魚なども多少は必要なのだと思いました。

また、献立はどうしてもあっさりしすぎたものになりがちでしたが、家で抑えているぶん、主人は外で高カロリーの濃い味のものを食べたり、長男も家以外ではトンカツや寿司や甘いデザート等をほしがり、とても乱れた食生活になりました。これでは本末転倒なので、もう少し動物性のものをとり入れたり、黒砂糖等の甘みの必要性を感じました。

野菜はできるだけ無農薬に近いものがいいですが、どうしても価格が高くなるので買える範囲内で購入し、あとは、醤油、油、味噌、塩、酢等の調味料は自然のもので、野菜も意識して旬のものをとり入れています。

今日食べるものが子どもの未来の「健康な体」を作る

義父母が作った野菜を時々送ってもらいますが、こういうことに対してもどれほどありがたく、尊いのか身に染みました。

食にこだわりすぎると、例えば、せっかく人様が作ってくださったものを喜んでいただけなかったりします。それも作っていただいたことに感謝、食べられることの方がずっと大切だということを忘れてはならないと思いました。

毎日の食事作りは手間もかかりますが、冷凍食品やインスタント食品も使わず、スーパーの惣菜を食卓に出すこともありません。

毎日の積み重ねが、子どもたちを将来、必ずや健康で心身ともに丈夫な体にしてくれることを信じて、日々努めております。

十二歳になった長男も、五歳の次男も、おかげさまで元気。何一つ好き嫌いもなく幼いときから根性を育てるという根菜類の煮物が大好きと言ってくれます。主人と子どもたちのためにも、心を込めて、愛情いっぱいの料理をこれからも作っていきたいと思いますし、またこのお役目を与えられたことにも、感謝だと思います。

* *

病気も不幸も恵みで、必要あって「学ぶんだよ。よく考えなさい。」との天のお手紙です。子どもの病を通し自然の恵みに感謝の日々。この日々の暮らしの積み重ねが思いやりや愛を養い育てます。これからがなお深くなり、本番です。

失明と言われた「ぶどう膜炎」も完治
——目の病気も癒す「肝・腎・脾」の手当て

神奈川県　野田茂子

カルシウム不足で瞳孔の焦点が合わなくなる

一人息子の洋一が高校一年生のとき、目が充血してかすんできて治らないので、病院に行ったら、これはぶどう膜炎で失明すると言われました。ショックで真っ青になり、私は倒れそうでしたが、大学病院のいい先生に恵まれました。

先生によると、虹彩《こうさい》と水晶体が癒着するので目が見えなくなるのだという。それで瞳を広げるために、ステロイド治療がはじまりました。

その治療をはじめた頃の四月に、月刊誌『あなたと健康』の縁をいただき、すぐ相談室の先生にご指導を受けました。まず甘いものをすべて抜くこと。これだけでもずいぶん違いますよと言われました。

それまでは学校の売店で毎日ジュースやスナック菓子、チョコレート、アイスクリーム等を買う。甘いもののラッシュでした。それではカルシウムの不足で瞳孔の焦点が合わない。細胞はゆるんでふくれているし、これじゃ治らない。

そして、食べ物を自然食にして、外からの手当てもしっかりすること。ことに目の病気は肝臓のひどい疲れの表れです。腎臓も働きが弱い。血液も汚れているし、胆汁やリンパの流れもよどんで働けない。ことに胆汁の働きで強力な殺菌力と解毒力となるのに、それができない。その浄化槽の肝臓を外から湿布して、血行をよくすることをしてくださいと教えていただきました。

今まで食事はでたらめで、外食、インスタント食品は日常茶飯事でした。単身赴任で主人が居ないので、寂しさを子どもとともに外食で埋めたりする生活でした。そんな自分の間違いを子どもの病気で警鐘を乱打されたとハッと気づかされました。

体内の汚れを流す「ふのり」

早速、血液浄化と胆汁、リンパの流れを強化する手当てをしました。肝臓・腎臓をゆでこんにゃくで朝晩湿布し、脾臓は冷やしました。肝臓にはビワの生葉を貼る。また、肝・腎の湿布のとき、ビワの葉を置いて、上からゆでこんにゃくで温める。そのあとビワの生葉を肝臓・腎臓・脾臓とグルリとお腹に貼って腹巻きで押さえる。夜もそれをして休むようにしました。

目にはビワの生葉のパスターを貼る（ビワ葉を細かくきざんで小麦粉を混ぜ、少し水を入れてつなぎにしてガーゼに包んで目に貼り眼帯をして寝る）。

食事は玄米に、国産のごまをよく炒ってすり、うすい塩味にしたものをご飯にかけて食べる。よく噛むことを実行しました。

副食は根菜類を忘れず、青菜、生野菜、梅干、大豆製品。小豆、黒豆、はとむぎなどはご飯に混ぜて炊き込むと毒出しになるという。ふのりも汚れを流すというので毎日食べるようにし、他の海藻もいろいろ工夫してバランスよくを心がけていただくようにしました。何もわからないので、料理教室にも入れていただきました。材料を全部ムダなくいただく調理法にとても驚きました。これは今まで考えもしない世界でした。いのちをいただくとはこれなんだと、開眼いたしました。

息子は体調もよく、目の方もよくなってきました。希望が見えて喜んでいたところ、八月に入って急に悪くなり、病院の薬も増えました。ですが、これも一時的な好転反応で、ドブ掃除のようなもの、悪いものが流れ出すときの反応だと教えていただきました。勇気づけられいっそう食養と手当てにはげみ、薬も使いませんでした。

失明より救われ精勤賞で卒業

食事と手当てに専念したら十二月にはよくなり、病院の先生がその早い回復に驚いていました。

以前は爪の色が真っ黒で気になっていました。血液の汚れを体で知らせてくれていたのに、無知でわからなかった。今はきれいなピンク色になっています。

失明の危機が自然療法で救われただけでなく、病気を通してたくさんのご縁に恵まれ、勇気づけられたり、自分の生き方の間違いを気づかされたりで、本当に大きな勉強をさせていただきました。おかげさまで息子も元気に通学し、高校を卒業するときには精勤賞をいただきました。こんな日があろうとは夢のようで感謝の毎日です。

＊　＊

親子で苦労をともにして自然に生きることの大切さ、いのちをいただくとはこれ!!　と実践努力を通して学んで人生も大きく変わりました。
息子さんは、学生時代も人様に喜んでいただくことをしたくてアルバイトも人の嫌がる仕事を喜んで引き受けるので信用され、いい縁に恵まれる。このように血液が変わると身軽に働き、性格も明るくなります。人々にも喜ばれる。今は立派な社会人です。

天寿全うで安らかに

不治のガンから救われ、幸せいっぱいの生涯
——死は終わりではなく出発

静岡県　土屋徳子

このまま死んだら犬死にだ！

私は今は元気ですが、一年前は乳ガンで、さらにガンが胃と肺にまで広がり、死の淵をさまよったものです。もうガンで死ぬなら、ムダ死にしたくない。このまま死んだら犬死にだ、せめて寿命を精一杯生きてなにかを残して死にたいと思いました。

そこで、自然食をしようと思いました。もう私は死ぬんだから、天が授けてくださるこの自然の食べ物を食べて、これから精一杯生きよう。そう思って東城先生が当時しておら

れた料理教室にとび込みました。

主人は、ヨロヨロして土気色《つちけいろ》になった私が、静岡県の伊東から新幹線に乗って毎週、東京に通うことに反対でした。それよりも医者にかかれといって、東京に行くなら費用は一切やらんと言います。それでも私は必死でした。これしかないと思いますからへそくりをはたいて出かけます。


私が前に指導を受けました先生は、ガンには日本そばがいいよ、そばを食べるんだとおっしゃいました。だから私は東京に出かけるにも、そば粉を使ったお弁当を作って持っていきました。教室に通っても東城先生も、そばはとてもいいですと言われて、そば料理を教えてくださいます。

そばがきなども熱湯をさして食べていましたが、そばがきっておいしくないものだと思っていました。ところが教室でそばがきの作り方を教えていただいて、おいしいのに驚きました。

「今日は土屋さんのためのお料理よ」

と言って先生は私をそばに呼ばれて、手をとってお教えくださいます。

まず熱湯を二合ほど沸かし、そこへ一カップのそば粉を生のまま少しずつ入れます。箸でかき回しながら、だんだん増やしていき、適当の硬さになるまで入れて、とろ火でよく練り上げます。これをそばつゆのようなだし汁を作って薬味を入れて食べます。

またタマネギ、人参、パセリなどを細かく切って油で炒め塩味をつけ、そば粉の中に入れて水でどろどろに溶いて適当に塩で味をととのえ、フライパンに油をひいてとろ火でゆっくり焼くとおいしいそば粉のお好み焼きができます。


いろいろな料理を教えていただいて私は必死に実行しました。しばらくはそば粉だけを主食にして生活しました。

私は食べ物は大事なんだと骨の髄まで染みていました。それは娘がアメリカの大学に留学するときのこと。しばらくお別れになるからといって、少しくらいいいじゃないのと、つきあいで毎日のように肉や卵などの動物性の食品を食べていましたら、見る見るガンは大きくなってしまったのです。

その前からガンだと知って自然食をしていましたが、このことがあってから、食事は大切だと思ったのです。それからは、悪いというものは絶対にひと口も食べません。それこそまわりが驚くほど実践、努力しました。

食事とともに心を鍛えられる

私は解脱会《げだつかい》の会員です。解脱会の先生から食べ物の大切さと、本当に生きる心の筋を学んでおりましたからいよいよ死に直面しても驚きませんでした。ただ精一杯生きようと、ファイトはすごい勢いで湧いてきました。

自然食のこともお教えいただいておりましたから、自然が作り出してくださったものを大事に私は心から感謝していただきました。東城先生はそうした心の奥の奥までくい入るような目でご指導くださってぴったりと心にくい込んできます。ある日、

「みなさん今日の土屋さんを見てください。もう大丈夫です。今日はとてもいい顔をしておられます」

と言ってみなさんと喜んでくださいました。

私にはわかりませんでしたが、先生はおわかりになったのでしょう。以来、死地を脱出してこのように元気です。反対していた主人も今は一番の協力者です。

希望が〝勝利の鍵〟

料理教室で学ばせていただき、私は今までの生活が本当に間違っていた、生き方がまるで粗末で、自分の生命までも粗末にしていたんだなあということがわかってたまりませんでした。

そして学んでいるうちに生に執着すまい、とにかく今日も生かしていただいてもったいないことだと思って生きるようになりました。私は毎週お教室に通うのがたまらなくうれしく希望でした。お料理も講義も何一つ聞きもらすまい、そして私だけでない病む人の友としても生きなければと思います。先生はいつも希望を持ちなさい。希望は勝利の鍵ですとおっしゃいます。私はいつも大きな力と励ましを受けて帰るのでした。

病気で学ぶ自然の恵みと人の真心

私の家はお店（洋服店）をしていますので、店員を使い年中多忙です。そうした中で今は病人でも寝ることもなく、忙しい仕事を手伝うことができます。

料理教室から帰って店の者に、「今日は先生に元気になったといってほめられたのよ」と言うとみんな寄ってきて、「よかったですね」と心から喜んでくれました。

以前の私は働こうにも働けず、アンカのそばに横になっていることが多かったので、みんなそれを知っているからです。私は本当にうれしゅうございました。

とかく人間はものに恵まれすぎると感謝することを忘れます。本当の豊かな自然に帰るということも忘れていました。それをお教室で学び、本当に豊かに生きることを教えていただきました。

今まで何のためらいもなく捨てていたタマネギやねぎの根、キャベツや白菜の芯の重要さを知り、もったいなかったと思わされます。はじめて恵みに対する感謝の大切さを思い、しみじみと報恩ということを感じているのでございます。

食べ物を大切に、自然とともにある生活の何とありがたいことよ。病を友に、協力してくれる主人や店の者を友にして生きることを私は知りました。

今まで心硬く、私は頑固でしたからとてもこのように調和して生きることはできませんでした。病を得てこのすばらしい世界を知ったことは私の生涯をかけての尊い収穫でした。

医学のために役立つならこの身を捨てて

さて、そば粉だけでは馬力が出ない。玄米を食べると馬力が出ますから、しばらくして玄米も食べるようにしました。先生はまた、

「土屋さん、ごまを一日大さじ三杯よく噛んで食べるのよ」

と言われます。

一日三杯もどんなにして食べるのかなあと考えました。炒ってすりつぶして薄い塩味にして、食後にかじると三杯くらいはすぐ食べられます。なるほどと思って実行しますとい

よいよ好調です。

くわしく話したらきりがないくらいですが、とにかく自然食と腰湯、ショウガ湿布、ビワ葉療法などの自然療法をして梅肉エキス、エゾウコギエキスなどの強化食品の助けも借り、自然の恵みを頂戴して乳ガンがどんどん小さくなりよくなってしまいました（手当法その他『家庭でできる自然療法』参照）。

ある方が、ガン治療で有名なH博士を紹介してくださいました。とにかく一度体がどうなっているかよく診てもらいなさいと言われますので行きました。

そうしたら驚いたことに、乳ガンばかりでなく肺から胃に転移して、肺と胃のガンだったのですが、それも治っていました。

先生は驚いて「あなたは自然食をしましたね」と言われます。

「はい、体質に合わせて東城先生の指導で自然に添って生きることを学びました」

と申し上げました。

先生は医学のためにガン治療のために、ガンのあとを切りとらせてほしいと言われます。

私はもう死ぬはずの人間ですから、もし私の体が医学の役に立つならどうぞお願いしますと喜んで手術台に上がりました。

この手術のときもまた手術のあとも非常に元気で、他の人はすぐ食事はとれないし、しばらくフラフラして用便にも立てないのに、私は食事もおいしくいただき、傷口もすぐふさがり、回復が早いので看護師さんも目を丸くして驚いていました。

今は少しでも東城先生のお心を世に広め健康運動のお手伝いをしたく思います。また私も自然食と自然の療法でお助けいただきましたので、報恩のつもりで自然食の店をしています。反対していた主人がまず大賛成で資金を出し、洋服屋の店を半分私にくれて協力し励ましてくれます。私はいまこの六十五年の生涯で一番幸せだと思って感謝しています。

＊　＊

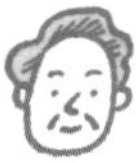

この土屋徳子さんは、全身をガンにおかされながら、犬死にはしたくないと、めざましく立ち上がりました。そして残された生涯を多くの方々の救いのために、身も心も捧げ尽くしてひたすら歩かれました。そして十年。すさまじいほどの報恩の日々を過ごされ七十歳の生涯を終え、大満足のうちに安らかに霊界に還《かえ》って逝《い》かれました。ここ

に土屋さんのその名の如く陰徳の御生涯をしのび御冥福をお祈り申し上げます。

この土屋さんにどれだけ多くの方々が助けられ、心明るく、そして健康に生きる道を見出されたか数知れません。そして、ご自身は与えることばかりをなさって身も心も物も金もすべてしぼり出して働かれ、出しきってすさまじい生き方をされ大歓喜のうちに最後の還るべきいのちのふるさとに凱旋《がいせん》して逝かれました。

生きるとはこれなのだと、この生き様を通して、この世に尊い遺訓《いくん》を残して逝かれました。この心は次々と多くの希望の子を生み、救われ助けられた人々に受け継がれ、消えることなく伝えられてまいります。

花は死んで種となり、地に落ちて次のいのちを育てます。人もいつかこの肉体は大地に還り消えていきます。しかし見える肉体は消えても永遠に消えないで残るものは心です。

土屋さんは生死一如《しょうじいちにょ》という死生観をはっきりと持っておられました。身はガンにむしばまれても、犬死にはしたくないとすさまじい力で立ち上がられました。その捨て身の心を自然は喜び応援しました。そして十年間本当に多くの方々のために生きられ、歓びと感謝の種をまき続け、亡くなる直前まで身を捨てて病める人々のために生きられました。

最後は骨を悪くして入院しましたが、身動きできなくなっても言葉を通して、病める人々をなぐさめ励まし、どこからあの明るさと気力が出てくるだろうかと医者もただただ驚くような生活でした。最後には、

「私はもうすべて成し終えました。もう満足です」

と言って、涙を流す主治医にも感謝され、多くの人々に感謝し、

「私は死ぬんじゃありません。悲しまないでください。私はこれから自由の霊になって生き続けるんです。そして今より以上に働きますからね」

と言われて歓びいっぱいでみなを励ましつつ、ほほえみを持って天に召されました。まさしくいのちのふるさとに凱旋の姿でした。

「死は終わりじゃない出発です」と言い続けて私も『あなたと健康』読者のみなさんとともに学んで参りましたが、まさしく「死は出発だ」と見せていただきました。

現代医学では抗ガン剤、放射線治療と細胞攻撃で苦しみます。しかし自然療法は血液浄

化と自然の手当てで細胞は安らかです。「一年のいのち」といわれても土屋さんは十年、多くの方々に自然の力・自然の恵みを伝え続け、天寿を全うされ、歓びいっぱい、本当に安らかに天に還って逝かれました。

天寿全うで安らかに

地獄の苦しみだった「乳ガン」から救われて天寿を全う

――悪い食べ物と数度の手術でノイローゼ

神奈川県　西村キミ

手術六回、薬漬けで死の淵に

地獄のような苦しみを経験した私が、今こうして元気になれたのも、自然の生き方を知ったおかげです。

十三年ほど前になりますが、乳ガンの手術を六回もして、大量のコバルト照射とで、体は傷だらけでした。乳ガンはとれてもまた次のガンが出る。痛み止めを打つ。眠れないから睡眠薬。手術攻め、薬攻めでたまらなくて無理に退院しましたが、一カ月もたたないうちに再入院。手術した胸のろっ骨が動きはじめ、第三・第五ろっ骨が壊死《えし》しているからと手術。次の月は第六・第七ろっ骨を同様の手術。その次の月は第三・第四ろっ骨と次々と切りとることばかり。

いろいろな薬を注射するたびに、顔色はドス黒く変わり、体調は悪化していきます。食事は栄養をつけなければいけないと、肉やバター、卵など病院で出されるものをいただきながら、お見舞のアイスクリーム、ケーキ、果物の缶詰……も食べます。今思うとぞっとするような、血液を汚し、病気を悪化させる食べ物ばかりです。

当然よくなるわけはなく、血液は汚れて骨は腐り、皮膚まで腐ってちょっとさわってもベロッとむけるようになってしまいました。

それに長い入院生活と手術のストレス、食べ物は酸性食でカルシウム・ビタミン不足の限りをつくし、精神的にもおかしくなりました。もともと無口でしたのに、ペラペラとおしゃべりをはじめて夜も眠れなくなりました。その上傷口は治らず、毎日輸血を三〇〇ccしました。子どもたちはこの有り様を見てもうだめかと何度も泣いたといいます。自分でも、よく生きていたものと思います。

家族をあげての健康改革

そんな状態で、三カ月後にまた手術の予定がありましたが、もう死んでもよいから家に帰るといって退院しました。帰っても希望のない日々でしたが、天の救いというのでしょうか、月刊誌『あなたと健康』に巡り合い、必死にすがり学び実行しました。

私は、肉は大好き。甘いものもこれまた大好き。野菜・海藻・豆類・小豆・ごまなど大嫌いでした。

「これではいつまでたってもよくなるわけがありません。まず食べ物から切り替えましょう」と相談に行った家族の者に東城先生は真心込めて説明してくださいました。これが大きな希望の光となり、これしかない。これでやろうと家族あげて必死に健康改革めざして歩きだしました。

食べ物はまず肉、砂糖をやめ、主食を玄米・はとむぎ・そば粉などに切り替えました。野菜・海藻・豆類・ごまを主とした食事とし、味噌を努めて食べるようにしました。それも全部自然のものにして添加物のない手作り料理を実行しました。

傷口がどうしてもふさがらないので、ビワ葉パスターで湿布したり、芋パスターを貼ったりして治しました。


あるとき激しく咳込み、ぜん息のようになりました。れんこんの絞り汁で咳は止まりますが、激しい痛みがくる。寝ても覚めても痛みは止まりません（注：こんなときは痛むところにビワの生葉をあて、その上からゆでこんにゃくで温める。そのあとビワ葉を貼っておくと治る。スギナを蒸して布袋に入れ湿布するのもよい。これは痛みとりには大きな力です）。

医者は、「これ以上痛みが止まらないなら麻薬を打つしかない。もう末期症状でもう痛み止めも効きません」と言います。

食事は東城先生のご指示どおりにしました。特にごまをよく噛んで食べ、そば粉のお好み焼きがガンによいというのでよく食べました。ショウガ湿布、ゆでこんにゃく湿布、腰湯をして外から助けました。治るときは自然の力が働いて、内部にこもる毒素も薬害も出るので苦しみますが、これは悪くなったのでなく、よくなるための転換症状ですと励まされ、また勇気を出しました。弱っているときは濃厚なものは避け、玄米スープ・梅干・味噌汁・薬草茶、梅肉エキスを薄めて飲むくらいにしました。

好転反応の「つらいかゆみ」は〝大根の輪切りで〟

一時傷口が大きくなって、中から軟骨のようなものとあわ粒のようなものが五、六個出てきました。その後、膿《うみ》が大量に出て出血しました。出血がひどいときは、ビワの葉の濃い煎汁で湿布したり、液体酵素や葉緑素をつけたりもしました。これで大分助けられました。

ひどいときは、エゾウコギエキスを多めに飲み、命泉《めいせん》（ニンニクの黒焼きに真珠貝の粉を混ぜたもの）、液体酵素、葉緑素と、助けになる薬効ある自然の強化食品を飲みました。これでも助けられました。今なら梅天神、ビワ葉温灸など助けになるものも多くありますが、当時は知りませんでした。

そして出るものが出てしまったのか、急に傷口も肉芽も小さくなってきました。これを境によくなりはじめました。それでもせっせとショウガ湿布をし、十日に一度よもぎやビワの葉の足湯をして、そのほかは全身浴を避けて腰湯をしました。

治るときは、体がとてもかゆく、湿疹のようになってたまらないときがありました。そのときは輪切りした大根でかいたりしていたら治ってしまいました（スギナやビワ葉の煎じ汁をつけるのもよい）。自然の食療法と手当てをはじめて二年で、すっかりよくなりました。苦しんだのははじめの三カ月で、あとは徐々に快方に向かい今日があります。

今ではみなさんに、食べ物の大切さ、薬草・野草・ビワ葉の大切さをお話しして、救われた感謝をお伝えしています。また、朝晩写経をして、喜びいっぱいの余生を送らせていただいています。本当にありがとうございます。

*　*

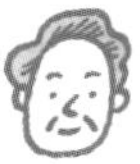

この後も西村さんは全快までにはいろいろ反応が出たりして苦しいときもありました。しかしどんなに苦しくても病院に帰りたいとはおっしゃいません。これでだ

めなら死んでもいいとひたすら信じて動じません。

最も大変な頃は、看護している娘さんが泣きながら相談にとんで来られたり、電話がきたりで、相当厳しいところを通られました。体内に大きな病があるのですから、それが正され自然に戻るためには生みの苦しみはあります。それとともに薬毒・体毒・公害の毒なども出ますから、薬品を多く使っていればそれだけ反応も大きいのです。

いいことが起きる前には必ず悪いものが出て大掃除されますから、よくないと思われる現象が出ます。現象を見たら驚きますが、自分が持っているものが出るのです。自然の力が働くと、よけいな毒素も老廃物も流し去って浄化してくれるのです。何とすばらしいことではありませんか。これは薬ではとてもできないことです。血液を浄化し、細胞に活力をつけて活発に新陳代謝が行われるのは自然の食べ物と手当法なのです。

◎好転反応は、よきことのために出る現象
また床ずれを出して苦しんだこともありました。床ずれにはご飯をおかゆに炊いて米ぬかと混ぜてねり合わせてパスターにして貼ると、早くかわき痛みも早くとれます。ビワの葉を貼ってもいいのですが、はじめビリッと痛みます。痛みを通り越すと治りは早い。西村さんは、ビワ葉温灸も後で知ってこの温灸にも助けられました。枕の上にビワの生葉を置いて休んでも、安眠できるのでいいと思います。

じんましんのようになってかゆくなったのも、悪いものが出るためです。ビワ葉エキス（焼酎漬け）をつけてもいい。毛穴も排泄口ですから毒素が出ようとする好転反応です。自然の力が働いて暖かく親切に癒す努力をしているのですから、お任せで感謝していればいいのです。

こんなとき、化学薬品を飲んで止めようとすると、せっかく出だした毒素も細胞が閉ざされて出なくなり、自然治癒力は弱められてしまいます。出るべきときは自然に任せて出してしまった方がいいのです。ただし、どうしても苦しくてだめなときは、一時的に薬品で止めることもやむをえません。不安なら飲んで安らいだらいい。漢方、またはできるだけ自然に近いものを利用されるのもよいと思います。

尿は赤くなり、大便は黒色または血液や粘液《ねんえき》が混ざったり、脂汗や寝汗を出したり、熱・咳・たん・鼻水・ガスと人によっていろいろです。食事さえ間違っていなかったらどんなものでも持っている悪いものが出るのですからありがたいのです。

◎自然の力を体で納得

もし悪くなって出る場合は、病人に生気はありません。好転反応の場合は自然が働いて出る現象ですから、悪いように見えても体は生気づき、外はやせひからびても、体内から生気づいてきています。これは感謝すべきことです。

ガン、その他の難病も、レントゲンでは悪くなっている場合があります。それは内部深くあったのが好転して表面に出てきているので、悪性が良性に変わるときはそんなことがあります。

目に見えない自然の力の大きさをこれらの現像で見て心を養い、自然の大きな愛を学んで生きる。このために病も与えられ、人は育てられます。

ラクで平和のときは、人は育たない。苦労し、苦しみで育ちます。

そして、見える、消えてなくなるものではない。消えないで永遠に残る世界を見て歩く人になるための修練の道のりです。ただ食べ物という消える物質を追いかけても、本もの

（真理）はわからない。その食べ物にいのちを与える背後の大きな見えない力（いのち）を体験で知る。それは消えることなくどこにあっても包み溶け込む水のような心ではないでしょうか。

生きることとは生かされてきたいのちを大切に、己を育て鍛え、魂を磨き、次の世代によりよいものを残してあげる。たとえ自分が死んでも消えてなくならないものを。

西村さんは病を通してこれを見出された。ご家族もこの偉大な自然の力に感動し、感謝して生きる人になった。マイナスをプラスに、生きる心の遺産を残してくださいました。

西村さんは病以来二十年、元気に生きられ、みなさんに愛されて、癒された感謝を多くの方々に伝え、八十四歳の天寿を全うされて眠るようにして亡くなりました。

自然の食事と自然の手当ては無理がないので、還《かえ》るときも必ず安らかで苦しまない。これも自然の愛に包まれた召天でした。心から御冥福をお祈り申し上げます。

天寿全うで安らかに

末期の「すい臓ガン」の看護と生活
――最期まで家で看取った心の満足

富山県　表美智子

在宅看護で安らかに

夫がすい臓ガンの手術をして一年半経過したころ、縁あって自然療法と出合うことができました。

ビワ葉こんにゃく温湿布で血行を助け、痛みをとる。また、ショウガ湯の温湿布でお腹と腰を温める。脾臓を冷やすとラクになる。

そして、血行をよくしてからビワ葉温灸をする。また芋パスターで脾臓のお手当てをするなども教えてもらい、元気をいただきました。

今年に入り、寝たきりとなったとき、腹水が溜まり、足、手がむくみました。医師は抗ガン剤をすすめるし、ホスピスの部屋は病人にとっては嫌なことばかり。そこで私は夫を在宅看護で最期まで看病しようと決めました。

姉夫婦にも手伝ってもらいながら、食事、下の世話など心を尽くしました。夫は寝たきりになって亡くなる前日まで安らかで、おろしリンゴ、巻き寿司などを少々口に入れてもらって喜んでいました。

夫のすい臓ガンは発見されるのが遅れて、ステージⅣのBで一番重い状態でした。八時間半の大手術ののち、三カ月と十五日間の入院後、自宅療養で一時元気をとり戻して、家族で一泊温泉旅行もでき、夫も楽しそうでした。

玄米食と家の野菜、ビワの種、エゾウコギエキス、梅肉エキス、ごま、四年梅干、梅干の黒焼き、ユキノシタの絞り汁、芋パスターなど、教えていただいたことは何でも実行して、やってあげたいとの思いでした。一月二十九日、静かに安らかに息をひきとりましたが、痛みも苦しむこともありませんでした。私は、最期まで家で看取ったことで心の満足を感じ、感謝しています。

＊　＊

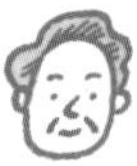

本当に精一杯の看病ができたら、安らかなご主人の最期がありがたく思えます。自然療法では例外なく苦しむことなく、安らかな旅立ちです。尊いいのちの重みを自然療法は教えてくれます。

亡くなっても、あの看護のときのやすらぎは生きています。

家族みなさまで力を合わせたことも、一緒に一泊の温泉旅行もまたとない力となります。在宅で毎日ご主人様のために元気になる工夫をして食事を作る。お手当てでラクになるようにとこんにゃく、ショウガ、里芋、豆腐と、その都度の手当法をする。腹水が溜まっても、足の裏の刺激と玄米スープを十倍に薄めて飲むと腹水もとることができるのです。

生活とは日々時間を大切に、工夫努力して心を積み上げることです。その姿を子や孫も見ていて、次の世代にも伝わり残されます。

3章

栄養相談室からお答えします！

——「体の流れ」「心の乱れ」を自分で正すのが健康への近道

毎日予約制でご病人の個人栄養相談をしています。直接の面談相談です。以前は私が直接しましたが、今は次々と後輩が育って、五人の専門スタッフが丁寧にお伝えしています。その中の実例を少しご紹介しましょう。

東城百合子

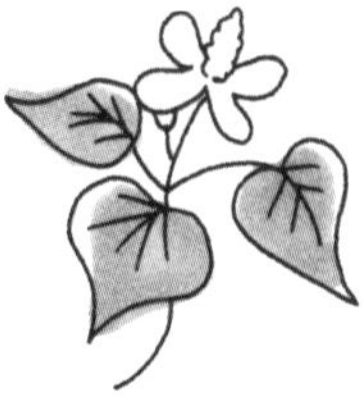

「自然療法」と「現代医学」はどう違う？

「七歳の子どもの足が曲がってしまい、どうにも治らないのです。自然療法でも治らないでしょうか？」

と若いお母さんが相談に来ました。

「なぜ、曲がったの？」

と聞くと、

「まず病院では治らなかったアトピーが、自然療法で治ったのです。でも治りかけた頃、かゆくてかいたところからバイ菌が入って、足から顔まではれ上がってしまいました。そうしたら足の筋が硬くなって（曲がって）しまい、今も治らないのです」

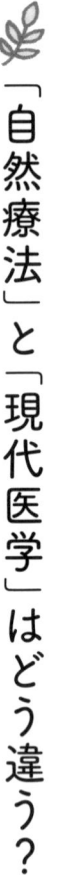

こんなときは、病院ではバイ菌を殺す薬で治してもらえるはず。でも医者に言ったら何をされるかわからないので病院には行かず素人判断でやった。そうしたらどんどん悪くなって、医者に行ったときには手遅れで、筋は詰まったまま治らないと言います。

このお母さんは、娘さんのアトピーでは、病院の薬害で苦しみましたが、自然療法でここまで治ってラクになってきている。だから、「病院は怖い」と思ってしまった。

つまり、自然療法と現代医学の違いをよく理解されていない。

菌に対しては、医学は大きな足跡を残しました。昔は伝染病で死ぬ人が多かった。ハンセン病は遺伝だと言われ、一生隔離された悲惨な病気だった。しかし、これは非常に弱い感染症とわかった。結核でも死ぬ人はいなくなった。いい薬ができて菌を殺せるようになった。また死ぬような人でも点滴で助けられるし、手術でも助けられる。

幅広い「応用力」が大切

細菌性のものなら素人判断でなく医師に診ていただく。まして子どもは結果は早い。このときこそ化学薬品、抗生物質が活躍するとき。一本の注射や薬で治るのです。その後自然療法で治せばいい。

すべて応用で、そのとき、その場の判断が大切です。一本調子で幅のない狭い考えで失敗している例が非常に多い世の中です。

この方も間違ったと理解して、急がず手当てと自然の食事を続け、この筋の硬直も治りました。

この場合でも、体の中の汚れがあるから外に現れてアトピーにもなる。アトピーは外から化学薬剤を使っても治らないし、薬害で苦しむ。一時的に治ったように見えても、神経をマヒさせているだけで、体のもとの細胞を活性化させることはできない。

細胞が働けず毒素を流せないから詰まってはれてしまい、顔までお月様のように丸くなるムーンフェイスになる。この場合は薬をやめて体内の血液の浄化をしないと治すことはできないのです。

「肝腎要《かんじんかなめ》」——体内を巡る血液の質が健康の鍵

体の新陳代謝を助け、毒素を細胞から流し、血液を浄化して栄養を細胞に回すのは肝臓、腎臓です。それには自然のいのちある食べ物を食べること。そして外からは肝、腎をゆでこんにゃくの温湿布で温め、脾臓を冷やし血行をよくしてからビワ葉温灸をする。これで内臓の働きも元気になります（この手当法も別著『家庭でできる自然療法』〈あなたと健康社〉の七十〜八十頁をご参照ください）。

こんなことで医学で治らないガンなども治る。このお子さんも自然療法で時間はかかりましたが、治ったのです。

肝臓と腎臓は体の要《かなめ》で体内を浄化する大切な臓器です。

食の間違いで肝臓、腎臓が毒素流しに疲れると、脾臓が助けようとして自らはれるので、脾臓は温めずに冷やします。

現代医学と自然療法の大きな違いは、この肝、腎の働き方をどう考えるかです。現代医学では、肝臓は栄養をたくわえる宿り場だから、肝臓病は栄養をとらないと体力はつかない。だから、高タンパク質、高カロリーの動物性食品を大切にします。でも、これでは肝臓病は治らない。

自然療法では逆で、肝臓が疲れて働けないから、食べないで疲れをとり、体を休ませながら自然の働きを待つ。丈夫で我慢強い肝臓が休むのは、働きも考えず暴飲暴食で勝手気ままをやった結果です。

だから、玄米をよく噛んで少食にすると、肝臓だけではなく難病も治るのです。

自然療法では、どんな病も「ここ」に注目する

健康になりたい。幸せになりたいと思うだけでは健康も幸せもやってこない。病気はどこから始まったのか原点に帰ってみることが大切です。

しかし、深く掘り下げて考える習慣がない。何もしないでラクで便利な方法で健康になりたいという人が多い。それで、出てきては消えていくさまざまな健康法をあさる。これでは治りません。

自然療法では、現代医学のように「症状・病気という現象」を見るのではなく、過去の生活に原因があるとみて間違いを探り、正していきます。

根の如く枝葉は出てくるものです。過去の自分の食べ方、生き方はどうだったのか。この間違いが病気という現象（枝葉）として出てきただけなのです。

〝自分〟が病気なのに、
「何で私が病気に……」
と言う。まるで〝他人事〟です。その失った根（いのち、魂、心）を自分で探して自覚する。これが一番の健康で幸せの近道です。

私どもの相談室では、病気や病名を問題にするより、今までどんな生き方をしてきたのか。その人の根を探します。根は心です。どんな食べ方をしてきたのか、さまざまな質問を相談用紙に○×で答えていただきます。食べ物の好き嫌い、早食いかゆっくりか、大食いか少食か、間食はどうか、主食と副食の割合など。

これでその方の体質がわかりますし、細胞がどう動き、内臓にどのように響いているかも見えます。そして生き方、心の姿が食べ物を通して見えてくる。別に体に触らなくても、機械がなくても体の流れは見えるのです。

体は自然からのいただきものです。私どもの相談室は、この運行を辿って、どこから自然の流れが切れたのかを調べ、探すお手伝いをするところです。体のもとの細胞も血液も、リンパ液、胆汁、ホルモン、その他の体液、酵素、すべて食べ物から作られます。

その食べ物が正されると、体は正される。食べ物の乱れには必ず心の乱れもある。それを正常に戻して己を磨くのが自然療法です。

自然療法は「体質」を変える

現代医学では治らないと言われたどんな難病でも、心が正され細胞の働きが正常になり、すべての体液が正されていったら病気は治るのが当たり前です。でも出てきた枝葉の病気だけ何とかしようと、まるで他人事。内にあるものを忘れ、外へ外へと追い込んだら必ず詰まる。

例えば、脳腫瘍は医学では治りにくい病気の一つです。無菌室に入って、薬の副作用で髪が抜けて丸坊主になるくらい、投薬で腫瘍を攻撃する。それでも体力が間に合えば何とか助かる。でも骨も曲がって神経マヒが残って薬害の後遺症で苦しむことにもなる。

自然療法では、まず細胞、血液、リンパ液を浄化し、肝臓、腎臓、脾臓が元気になる方法を実行する。砂糖食、精白した穀類、食品添加物入り加工食品は禁止する。肝・腎・脾が元気になる食べ物は玄米菜食です。未精白穀類を主に、季節の旬の食べ物をいただく。

ここまで理解していただくためには、個人相談の場合でも少なくとも一時間は必要です。いろいろな資料でわかりやすくご説明しますが、実行できなければ何の役にも立たず、病気も改善しない。

自然療法は医者任せではありません。自分が実践努力しなくては治りません。

難病のもとは肝臓・腎臓・脾臓

脳腫瘍は脾臓もはれます。治すにはまず肝臓と腎臓を温めて、脾臓は冷やす。炎症が大きい場合は脾臓と頭に芋パスターを貼る。またはビワやスギナの生葉湿布もします。

脾臓がラクになると胆汁の流れがスムーズになり、肝、腎もラクになって体の解毒作用も進む。血液も浄化し、リンパの流れ、胆汁の流れもスムーズで細胞に詰まった不要物や毒素も流してくれます。

脳腫瘍が治った告《つげ》俊明さん（七十八頁参照）は、二度の手術で足の骨も硬化し、神経マヒも残った。それでも自然療法によって元気になり、天に感謝し、多くの方々に伝えるべくご夫妻で活動しておられます。

これらの浄化を助ける強化食品の梅肉エキス、エゾウコギエキスなど自然の力が濃縮されたエキスの力で助けていただくのも大切なこと。梅干の黒焼きも細胞を活気づける。これらの強化食品は弱った細胞、内臓を支える助けをします。

間違った生活を正すこと。そして脳腫瘍だけでなく、重いガンが治った人は充分に理解し、努力実践した人です。別著『家庭でできる自然療法』の七十～八十頁をしっかり読んで、肝・腎・脾の手当ての大切さをよく理解してください。

現代医学と自然療法は使命が違います。自然療法はどんな病気でも基本は一つ。「体質を変えること」です。

白血病と健康

A子さんは大学生ですが、中学一年のときに白血病になりました。

お母さんはこれしかないと信じて食事を玄米自然食にし、肝・腎・脾の手当法、こんにゃく湿布、ショウガ湿布で血行をよくしてから少し休んで、ビワ葉温灸の実践、足浴、腰湯、夏は砂浴の実践。A子さんは自然の助けを得て白血病が治り、今は元気でいきいきと大学に通っています。

しかし、治ったからと安心せず、〝白血病体質の細胞〟が〝健康細胞〟になるまで、まだまだ努力を続けてくださいと申し上げました。今も相談室で行なわれる月曜と水曜日の無料の勉強会にいらっしゃって、熱心に実践されています。

『長崎の鐘』で有名な永井隆博士も白血病でした。原爆で化学物質の害が残されましたが、それでも肝・腎・脾が働いてくれていたら詰まった毒素も流れたことでしょう。

スキルス性胃ガンだった関口うた子さんは、胃も脾臓も全摘。転移の恐れありと、すい臓も半分切り取られました（六十九頁参照）。治る人はいないと言われたが、それでも今も元気で二十三年になりました。実行、努力の結果でみなさんを励まし活動しておられる。

白血病では脾臓がはれます。まず肝・腎の手当てと脾臓を冷やす。炎症が大きい場合は芋パスターを貼る。またはビワ葉の湿布かスギナの湿布（『家庭でできる自然療法』参照）。脾臓がラクになると胆汁の流れがスムーズになります。肝、腎もラクになって解毒作用も進む。血液も浄化されてリンパの流れや胆汁の流れもスムーズで細胞に詰まった不要物や毒素も流してしまう。

これらの浄化を助けるのは食です。玄米菜食は治病献立を参考に差し上げ、実践する。ともに血液浄化を助ける梅肉エキス、エゾウコギエキス、よもぎエキス等（サプリメントとは違う）の助けも借りる。

これは一度に全部でなく、体の様子を見て弱った細胞を助け、内臓を支えることも大切です。そして内からの浄化で細胞を正常にするとき、自然に体力はつき、元気になっていきます。

A子さん親子も月曜日に自然療法の勉強とビワ葉温灸の実習、水曜日の手当法の日にも熱心に来られ、勉強して元気になったのでした。自然療法は体質を変えるために手当法が大切です。勉強しましょう。

「気管支炎・狭心症・胃炎」も根は一つ。バラバラではない

気管支炎で狭心症、胃炎を患う人が相談室にいらっしゃいました。
「気管支炎にはエゾウコギエキス、狭心症には卵油、胃炎には梅肉エキス、よもぎエキスを常飲しています。その上背中が痛いので、さらに人にすすめられてクエン酸粉末を一年間服用しました。しかし、改善が見られないので他に何かいい方法がないでしょうか」と言います。

大切なことなので繰り返しますが、自然療法では、現代医学のように、出てきた病気という現象を見ることはしません。病気は過去の生活にあると考えます。

出てきた枝葉の病気を治すのに懸命でも、なぜ病気になったのか。歩いて来た食事の歴史を忘れ、出てきた枝葉だけを追う。根の如く枝葉は出てくる。

過去の自分の食べ方、生き方はどうだったのか。この間違いが病気という現象（枝葉）として出てきた。それを納得していただくのには時間がかかるので、相談室にお見えになられてもどうしても一時間は必要ですから個人相談は有料です。

医学では気管支炎、狭心症、胃炎は別々にバラバラに分けてしまう。でも、自然療法では根は一つで、この方の場合、三つの病気の根は一つ。それは過去の食べ物がどうだったのか。

食べたい、飲みたい、面倒だと手抜きしてラクな加工食品を選ぶ。そこに自分の心の姿、生き方がある。人のつきあいも自分勝手、わがまま、不平不満がつきまとう。それでは神経は疲れ、細胞は活動できない。すると血液は汚れ、栄養も回せない。もちろん胃腸は汚れ、浄化槽の肝臓、腎臓はこの汚れを排出するために働き続けるのです。

そして、ついに疲労困憊してしまった。だから、この三つの病気は別々でなく一つです。まず、口から入った食べ物が問題。これを選ぶのは自分の心。病気治しのためにあれこれと高い健康器具や薬を使っても出てきた枝葉の病気は根が枯れかけている。自分を正さないで病気は治らない。早く、早くと治ることを焦って、物にしがみついてしまう。

「体が気持ちいいかどうか」が大事

よく噛んで玄米自然食の実行が第一。体のもとの六十兆の細胞の集まりが内臓です。この内臓のもとの細胞は食べ物からできている。この基本を勉強し、心を養いながら実行する（『やさしいお母さんの栄養学』あなたと健康社を参照）。

苦しい、痛いときはこんにゃく湿布、ショウガ湿布で肝臓、腎臓の疲れをとり、血行をよくする。その上で様子を見ながらビワ葉温灸をする。

早く治りたい焦りから、必死に食と手当てをしても逆に疲れてしまい神経は詰まる。これでは治らない。体が気持ちいいかどうか。体に聞いて実行することが大事。薬草エキス類もあれこれと病気に分けるのではなく、病気のもとは一つ。血液浄化を目指せばいい。

あれもこれもでは強すぎて細胞が萎縮することだってあります。この場合は浄血、炎症どめに、まず梅肉エキスに助けてもらう。あとは食事と手当てをしっかりすれば体調は変わってきます。様子を見てよもぎエキス、エゾウコギエキスなど、肝・腎の働きを助けるから加えてみるのもいいでしょう。

ガンなどはエゾウコギエキスが助けになりますが、何もせず食薬（エキス類）に頼っても、一時的で体質も細胞も神経も変わらない。まず、基本の勉強が大切です。別著『家庭でできる自然療法』に詳しく説明しているのでよく読んでください。

慢性胃炎で苦しいからと手当てても胃ばかりビワ葉温灸をしていたら、逆にわき腹の肝臓が痛くなり、吐き気、頭痛が出た。それは食事の乱れがあるから、血行が悪いのです。まず、こんにゃくで肝・腎を温めるか、ショウガ湿布で肝・腎を温めて、全身の血行をよくしてから全身をビワ葉温灸をする。

手当法も自然療法も、わからない人のために、無料の勉強会もしているので、いらして勉強して実行してください。

手当法（第一、第三水曜日）、自然療法とビワ葉温灸（毎週月曜日）の勉強会。いずれも午後一時から。場所は「あなたと健康社」で無料です。個人相談は有料で一時間です。

肝臓・腎臓の働きを助ける脾臓

「脾臓は大切で慢性病を治す力になるといいます。私は胆のう炎と子宮筋腫で手術しました。そのとき脾臓がはれていたから、ついでに手術してとっておきましたと医師から言われました。それでいいのでしょうか。関口うた子さん（六十九頁）もとられたと聞いています」

あるとき、こんな相談がありました。確かに脾臓がなくても体の浄化槽である肝臓、腎臓は老廃物や毒素など不要物の後始末をして、脾臓をカバーします。しかし全体のいのちの流れを見ていくと、脾臓は重要な働きをしています。脾臓を丈夫にすることでほとんどの病気は快癒します。

体の中は血液の他に体液としてリンパ液が細胞と細胞の間をパトロールして細胞を守っています。このリンパの循環は脾臓の助けで働いています。頸部《けいぶ》、わきの下、鼠径部《そけいぶ》（ものつけね）にはリンパ腺があります。これは脾臓の出店のようなもので、炎症や異変が起きるとリンパ腺ははれて防御します。しかし脾臓がしっかりしていれば、リンパ腺ははれないですみます。

もう一つ大事なのは、肝臓で作られる胆汁は、強力な解毒作用、殺菌作用を持っているということ。肝臓がしっかりしていれば毒素も見事に流してしまいます。

この胆汁がリンパに吸収されて全身を巡り、細胞の中を流れて毒素を流し大掃除します。この胆汁の流れを助けるのもリンパの循環を司る脾臓です。

盲腸炎、中耳炎、歯痛などの炎症でも胆汁の流れをよくしてやればすぐに治ります。そのためには胆汁を作る肝臓と胆のうの部分をゆでこんにゃくで温める。これで胆汁の分泌がよくなります。さらにこの場合は丹田《たんでん》（へその下五センチぐらいの所）の部分と腎臓も温めます。三十分温め、一分冷やす。解毒し、浄血するのは腎臓だからです。

肝、腎、脾の助け合い

これらの共同作戦を成功させ、最後に胆汁を全身に回すために、左脇腹にある脾臓を冷やします。

脾臓は病気の場合、肝臓・腎臓の重荷を背負ってはれてしまうので、約十分、氷水か冷やしたこんにゃくで冷やす。重いときは芋パスターを貼る。

胆汁が常に循環していたら、大便は黄色です。赤ちゃんなど異常があれば緑色で、ひどくなると灰色になる。こうなると小児科では救いようがない。乳幼児なら胆汁を分泌させるために肝、腎、脾のこの手当て（別著『家庭でできる自然療法』七十〜八十頁参照）をして、流れをよくするだけで医学でだめでも救えます。

私の次男が一歳半のときに、何か悪いものを口に入れたようで、吐き気で苦しみ大便は灰色でした。医師はこれは救いようがないと言う。吐いて下して水分は失われてひきつけを起こす。強心剤を注射してもすぐにひきつける。
そのとき、肝、腎を塩温石で温め、脾臓を冷やし、玄米スープを飲ませました。すると
よく眠り治った経験があります。
これも死からの脱出。外からの手当てと玄米が肝臓の働きを助け、胆汁を大量に作って
助けたのでした。
このように脾臓は重要な臓器です。胆汁とリンパの流れをよくするように平素から努め
て自然食とお手当てをしていると、予防注射のような体質を悪くするものに頼らなくても
すむのです。

炎症を防ぐ脾臓の力

アレルギー、リウマチ、手足の関節の痛み、肩や腰が凝る、ノイローゼ、皮膚病、ガン、
すべて治りにくい慢性病や虚弱体質は、脾臓の手当てをしっかりする。脾臓が嫌う食べ物
は白砂糖、油っこい動物食、食品添加物などの化学物質です。

玄米、はとむぎなどの未精白穀類は、内臓の負担を少なくする。少食はなおいっそうの薬です。

自然療法の基本は、この肝、腎、脾を丈夫にすることです。流行りの伝染病、O－157などを寄せつけない。少々の公害物質も流してしまう。戦時中、マラリヤにかかって高熱を出すと脾臓がはれる。でも脾臓が丈夫だとマラリヤにとりつかれずにすみます。この場合も脾臓を冷やします。

先にご紹介した治りにくいスキルス性胃ガンの関口うた子さん（六十九頁）は、胃を全摘し、転移予防ですい臓を半分切除され、ついでに脾臓もとられてしまったが、肝、腎のお手当てをしっかりやって、玄米菜食の食事を胃の代わりにしっかり口で噛んで流す。これを実行。今もお元気で多くの方々の希望で人助けにいそしんでおられます。

こんにゃく湿布のやり方

①こんにゃく2丁を水から入れ、沸騰後さらに10分ゆでる。

②1丁ずつタオル2〜3枚に包む。

③肝臓と下腹(丹田)の肌の上に直に置き、バスタオルなどで動かないようにする。20〜30分温めたらとり、冷たいタオルでさっと拭く。(高齢者・子どもは半分の時間)

④うつぶせになり腎臓の手当て。タオルを1枚はぎ③と同様にする。

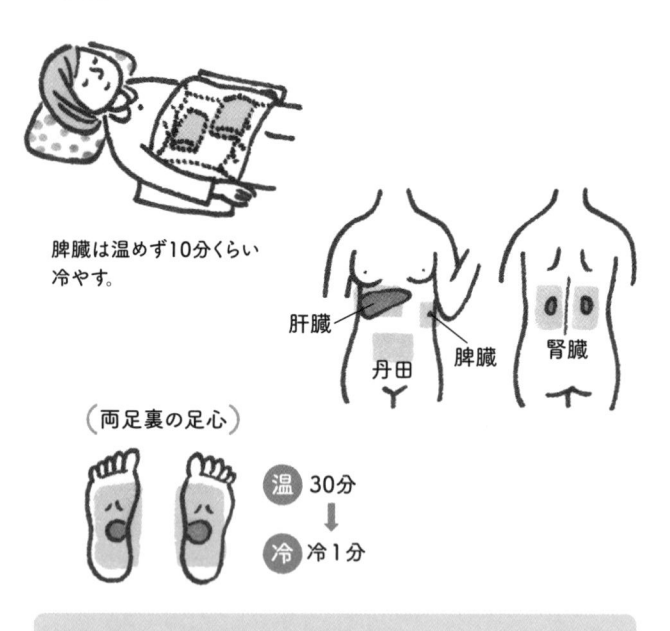

脾臓は温めず10分くらい冷やす。

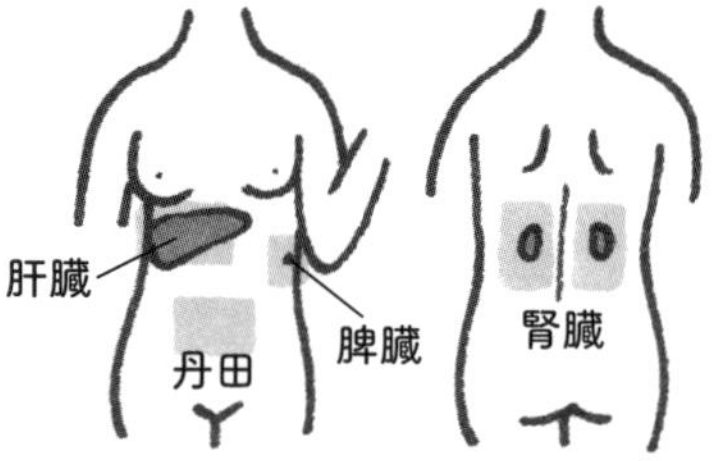

(両足裏の足心)

手当ては、食間の空腹時に排尿してから行う。終了後、すぐには風呂に入らない。

「子宮筋腫」も他人事でなく自分の体の中にある

「子宮筋腫が食事療法と、外からの自然療法でだいぶよくなってきました。でもいつまでこれを続けなければいけないのでしょう」

「いつまでとおっしゃっても、その子宮に筋腫を作るまでどのくらい長いあいだかかってきてるかお考えですか」

「ハア……？　でも時間がかかるので、いつまでこんなことを続けなければいけないんだろうと思うと疲れてしまいます」


これは三十代の主婦の相談です。

病気は勝手に人の体に入り込んで筋腫を作ったのではありません。どのくらいの年月をかけてそうなったかわかりませんが、今までのその人の生き方、心の持ち方、生活習慣のひずみが根にあって、それが現象として出てきたのです。

相談者も、その長い間に作り上げられたものを、わずかの期間に目に見えて好転させ、元気にしてもらっています。それを感謝できない。それをありがとうと思えず、不平心で生きようとするその心が問題です。

長い間の食生活の誤り、つまり、自分の好みや食欲に合わせてきたわがまま身勝手があったはずです。食生活は氷山の一角で、自分で気づかずに自分勝手な生き方をしてきたと思います。それが自分の体を傷つけてしまった。慢性化した病気は生活習慣病で、どんな食べ方、どんな生き方、考え方で生きてきたかの結果の現象です。

女性の一番大事な子宮におできができたということは、どんなことなのか考えなさいという自然の声ではないでしょうか。自然は心の如く回ります。例えば、ご主人をもっと大切に、心暖かく送り迎えしてください。心の通じ合う暖かい人に、夫に愛される妻になってくださいということではないでしょうか。

“猿まね”ではなく心で受けとめて

少しばかり食事の切り替えをし、ショウガ湿布、腰湯をしただけで、長年積もって出てきた病根を、自然はこれほど親切に癒そうとして努力している。人間は自然の食べ物を大切にその自然の生命力を失わないように調理し、食べるだけ。手当てでもショウガをすってお湯を沸かすだけです。あとは自然が働いてくれて、弱った細胞に力をつけ、体に溜まった毒素も老廃物も流してくれて、筋腫という〝おでき〟も小さくしてだんだんなくしてくださる。それは人間がすることではないのです。ここに人間の力を超えた自然の力の尊さがあります。

その力に感謝する心がなかったら、決して自然に添って生きることの尊さ、ありがたさはおわかりにならないでしょう。だから、自分の病気のことばかりにとらわれて、不平心から不満と疲れをよぶのです。

心を開き、感謝して、自分のことばかりに閉じこもらないで、他を思いやり、他のために生きる。自然の大きい暖かい世界に心を向けてみてください。心の転換こそ迫力を持って行動するエネルギーです。

○○さんに効いたから、○○さんがよくなったから、本に書いてあったからといって、人まねでしても、それはオウム返しのオウムと同じで形だけです。

明るく暖かく心を開くと、ゆとりを持って自分を見ることができ、より広い、より大きい世界に目が向きます。まずそこからはじめましょう。そうしたら自然の食べ物も、自然の手当法も本当に心で受けとめ、自然の親切に感謝してできる人になります。

花は人に喜んでもらおう、きれいだと言ってほしいと思って咲いてはいない。季節をともに自分の中にあるものを表現しているだけです。自然に生きることをこの花の心に学ぶことができます。

台所に立つのも感謝の心で

玄米ご飯に黒ごまを炒って、よくすったものをたくさんふりかけて、口の中でドロドロになるくらいによく噛んで食べてみてください。自然のかくされた風味が舌の上でいきいきとしてまいります。そして体にも活力が出て身動きがラクに身軽になりましょう。

そうしたら、心も楽しくなってまいります。暗いことを考えないで一つひとつ足元から明るさを見つけましょう。暗く考えるよりまず行動することです。

根菜類・豆類・海藻類・自然醸造の味噌・醤油・なるべく古い梅干や、色つきでない自然のたくあんなども大切なものです。細胞を活気づけてくれます。

体から失われたものを、この自然の生命満ち溢れる食べ物を通してとり入れるとき、すばらしいことを自然はしてくれます。

でも、心を閉ざし暗い思いで病気にとらわれて、肩をいからしコチコチの硬い心では、この自然のすばらしい力も入りようがなく止まってしまいます。心開いたら細胞も豊かに働いて素直に入ってくれます。

一つひとつ苦労し、手をかけ、時間をかけ努力して育つのだよ、それが幸せにつながるひと筋の道だよ、いつまで……と目先のことを追いかけるのではないよ、と自然は悟します。

子宮筋腫は悪性ではないので、心を開いて自然に感謝して、手当ても、食事も楽しみつつできるようになったら簡単に治ります。治らないのはその人の根性が原因です。

さて、心を定めたら、根気よくよもぎやビワ葉の腰湯（『家庭でできる自然療法』を参照）をし、肝・腎をゆでこんにゃくで温める。梅肉エキス、酵素、エゾウコギエキスなどの助けも一時的に借りてやってみてください。甘いもの、果物の取りすぎに要注意。

生活しつつ努力しつつ、その努力とともに健康を得て立ち上がったときは、心も体もさわやかによみがえって変えられている自分に気がつくでしょう。

相談者は「そうだ!!」と気づいて食養と手当てを根気よくはじめました。そして見事にこの方は治りました。こんな方が大勢いらっしゃいます。

「肝臓病患者」は気が短い

ある会社を経営している社長が肝臓病で倒れてしまいました。肝硬変だといいます。医学では肝臓ガン、肝硬変は治らない病気とされていますが、何とかならないでしょうか。よいということは何でもやると言っています。肝臓病をやはり食事で治した友人にハッパをかけられて、よしやろうと発奮したそうです。

肝臓病の人は、早めし食いの早飲み込み。気が短くて、怒りっぽい。大食漢か暴飲暴食型とだいたいタイプは決まっています。

なぜかというと、肝臓がそんなにくたびれてしまってダウンするということは、肝臓に相当の苦労をかけてきたということです。肝臓という臓器は内臓の中でも一番大きい臓器で、つぶしはきくし、忍耐強い。そして、清濁《せいだく》併せ呑むような広さと回転力を持っています。めったなことでは悲鳴を上げません。たとえくたびれても、大きい臓器ですから三分の一または半分は働きます。それがまったく働けなくなるほどくたびれるのは、よほど無理を強制したことになります。

肝臓は、食べ物の加工工場であり、処理工場、貯蔵庫です。食べたものはみんなこの肝臓に来て、ここでよいもの悪いもの、外に出して解毒《げどく》するもの、そして体に回してやるもの、貯蔵するものというように分けられます。だから食べ物、飲み物のすべては肝臓のお世話にならないと体の栄養になれません。

人はくたびれてくるといらいらしますが、肝臓を悪くする人はことさらにその傾向を持っています。大食いで早めし食い早飲み込みで、飲み物もガブ飲みというのは、日常の生活でも出てきますから、肝臓の疲れは人を短気にせっかちにします。

忍耐強い肝臓がなぜ病んだ？

この病気を治すためには、まず気持ちの大転換が必要です。

「ご苦労様、私の肝臓よ」といたわる。病を敵にせず、「すまなかったねえ」とわびる気持ちが大切です。苦労をかけた肝臓に少しでもラクをしてもらうために、まず食事はゆっくりとよくよく噛んで、口の中でドロドロになるくらいにして流し込むこと。飲み物はせかせかと忙しくがぶ飲みするのでなく、噛むように飲むこと。これが大切です。

インドのガンジーは、「噛むものは飲め、飲むものは噛め」と言いました。彼はこれを実行して立派な肝臓（肝《きも》がすわる）、腹のすわった人（腸が元気で吸収力が強い）になり、血を流さないでインドの独立に成功しました。

今までは何でも自分の気分で食べたいから、飲みたいからといって腹十二分目も満たしていたのでしょうが、よくよく噛めば今までの半分でこと足ります。吸収もよいので、体はラクをします。ことに玄米の場合は腹もちがよく栄養も回るので大効があります。

玄米には肝臓の働きを助ける「イノシトール」という成分があるので、肝臓の負担が軽くなり、疲れて解毒もできないでいた肝臓が解毒しだしますから、全身が軽くラクになってきます。

最近は、公害や有害食品、添加物の氾濫などで肝臓はことさらに重労働を強いられます。だから年々肝臓病は増える一方です。薬毒なども大きい問題です。そして肝臓はその解毒を一手にひき受けて必死に毒消しをしようと働く。でもあまり大変になってくるともう力尽きてしまう。そしてダウンしたのが肝臓病です。

人間の食いしんぼうや身勝手、わがままをだまって処理してくれているのが肝臓なのです。縁の下の力持ちといえる存在です。大事にしなくては申しわけないことです。

実践努力とよく噛む

まず、疲れをとるためにショウガ湯で湿布します。これは空腹のときに限ります。

肝臓は右のワキ腹でろっ骨の下二番目の骨あたりからわき腹にかけてありますから、腹とわき腹がかくれるように湿布します。

湿布の方法はショウガ一五〇グラムくらいを皮ごとすりおろし、布の小袋に入れ、七〇度くらいの湯約二リットルに入れふり出します。

この湯に古いバスタオルをつけて絞り、腹部と肝臓に当てます。冷めたらとり替えて数回。十五分くらいしますと患部が真っ赤になり汗ばんできます。

最後に冷たいタオルでさっとふいて次に腰を同様に十五分します。

細腰の上三センチ（腎臓）からお尻にかけてとり替えながらして、冷たいタオルでふいて仕上げます。

熱いのでタオルはゴム手袋で絞り、湯は冷めないようにとろ火にかけておきます。これで全身がラクになります（手当法くわしくは『家庭でできる自然療法』参照）。

食事は食欲のないときは玄米スープに梅干くらいにしますが、だんだん食欲も出てきますから、よくすりつぶして薄く塩を入れたごまを玄米にふりかけ、よく噛んで食べます。

よく噛んで少食が何よりの薬です。断食なども肝臓病にはよいので、専門家について実践するのもいいですが、何より内臓を休ませることが大切です。

肉類・白砂糖・アルコール・たばこ・動物性脂肪は避けること。海藻・野菜・白身の魚・豆類を主とした献立にします。肝臓には玄米は薬、そば・あわ・ひえなども薬です。油は純良のごま油・なたね油などがよく、色の濃い野菜・生野菜・根菜類・タンパク質のものと海藻少々をバランスよく、色どりよく考えて献立を立てて、よく噛んで食べます。液体酵素や、葉緑素などとエゾウコギエキスを朝晩飲んでおくのもよい。刺激の強いコーヒー、日本茶の上等品は避けて、番茶・はこ茶・薬草茶のようなものやよもぎ、ハブ草・ドクダミ・ゲンノショウコを煎じてお茶代わりに飲むのもよい。細かいテクニックや食事は個人差があり、体質によっても違いますが、よく噛んで少食にすることが大事です。

「白血病」が治る

「夫が白血病なので、私はある食養の本を参考に食事に気をつけていました。しかし、夫は本気で取り組んでくれず、あるときは自分で釣った魚を多量に食べ、顔から足の先まで黄疸《おうだん》で黄色くなり、二カ月ほど苦しみました。

その苦しみの最中に自然食のお店で月刊誌『あなたと健康』に出合いました。今にもくずおれそうなとき、『頑張りましょう』との声を聞いた思いで暖かさに包まれました。夫も『俺はまったく悪い見本のようなものだったなあ』と素直になり、好きな魚も肉もやめ、本気で玄米食とお手当てを実行しました。

それから体の悪いものが出はじめ、おできが二、三個出て膿《うみ》がドクドクと流れ出すことを繰り返し、五カ月と十日間続きました。検査では赤血球がこの頃を境に増えはじめ、医師もびっくり。それから十年、現在も元気で第一線で活躍しています」

これは奈良県の牧野良子さんのお話です。

自然療法を実行して内部にかくれていたものが表面化して、悪くなったと驚いてやめてしまったり、出てきた枝葉の病気だけ治そうとすると、あの健康法この健康法と、浮き草のように心が移動する。それで病気と仲よしで縁切れにならない。そんな人が多い世の中です。

自然療法は、現代医学の考え方とは違って、病気別にその部分だけで見て薬で攻撃し、切ったり移植したりする方法ではないのです。

神経と細胞はつながっています。六十兆の細胞は神経が動かします。神経は人間ではなく自然の力で動いています。だから自然療法は部分ではなく全体で「いのち」を見る生き方なのです。

細胞と神経と心は三点セット

例えば、心が怒ると神経は閉じ、体を構成する一つひとつの細胞は、心の如くトゲだらけになる。すると、体中から怒りの表現で、顔も目も全身も怒っています。逆に、喜びのときは、神経は自由に働き、細胞は喜び、そのように表現します。そしてこの神経を通して細胞は働き、血液を浄化し、内臓も活気が出る。細胞を守るリンパ液やホルモン、酵素などの働きも活性化して、全身を浄化してくれます。

心が明るいときは、これらの体液（血液・リンパ液・ホルモン・酵素）も浄化され、スムーズに働きます。

心が暗いときは逆に、体液は酸性に傾きやすく、流れはよどみます。肌も色つやなく、活気を失い荒れてくる。ホルモンも内臓の働きに大切な役目をしますが、暗い心だとバランスも崩れ、スムーズに生産できません。

人間は、内臓の働きを助けるために、千以上の酵素を体内で生産しています。これも人間でなく自然の働きです。おいしく食べているときに、何かで腹を立てたり、暗い心になると急に食欲がなくなり、箸をおいてしまいます。

それは胃液がストップして出なくなり、食欲を制するからです。このように、心と神経、細胞が別々でなくつながっているのです。

食べ物を選ぶのは自分

食べ物を選ぶのは自分だけれど、血液や細胞を作るのは自然です。何をどう食べるのかは自分が選びます。その食べ物を血液にし、体の栄養にするのは、人間ではない。自然の力です。つまり、人間の役目と、自然の役目ははっきり違います。病気を治そうと「立ち入り禁止」に入ってはいけない。

細胞を動かし栄養を回すのは、自然の力です。その力が病気を治すのです。人間は病気は治せない。病気に学び、どこが違ったのか自分の中を探すのです。

自分の食の歴史から、つまり今現在出てきた病気は過去に何をどう食べ、どのような人づきあいだったのかを探しなさいとの天からのお手紙です。

運命を開く鍵は、今出てきた病気や不幸を何とかしようではなく、この過去の根を探し、生き方、考え方（思想）を正すことからです。

白血病が完治して十年の牧野さんも、自分の間違いを本当に自覚して、本気で努力なさった。そしたらドロドロと悪いものが出てきて治った。

止めないで出さなければ治らないし、出せば血液も浄化し、栄養も回るのです。食は大事ですが、いのちを大切にできないと食も正せない。食も心あって正されるのです。

「介護生活」を、喜びと感謝に変える

「老老介護」「介護疲れ」といった言葉がよく聞かれるこの頃ですが、食の改善によって、介護をしながら健康になったという人もいます。

大塚長栄さんは中学校の国語教師をしていました。妻の房子さんは保育園の園長をしていましたが、駅の改札で転倒し骨折してしまいました。

なんとかリハビリをして東洋医学の鍼灸で回復の兆しが見えたそのとき、脳梗塞を起こし右不全マヒ、失語症と診断されました。

大塚さんがある日、病院に着くと、奥さんが泣いている。

「私は、何も悪いことなんかしていないのに、どうしてこうなったの?」

泣いては同じ言葉を繰り返します。
「なった以上、治すように頑張るしかないよ」
と励ます自分の言葉が奥さんの心に届かないもどかしさに、大塚さんは、一人の帰り道に涙がとまらなくなったそうです。

房子さんが退院できたのは入院してから半年後。大塚さんは大喜びしましたが、その後、介護という負担を背負うことになります。二人に子どもはいません。

介護センターから派遣されたヘルパーさんは、「何でもします」と言いながらも、何か頼んでも、「それは規約上、できません」。

しかも、毎回違うヘルパーさんが来るので、かえって気疲れして、ヘルパーさんが帰るとホッとしたといいます。

朝、夜の食事、またお風呂など肝心なことは家族がしなければなりません。一番つらかったのは、奥さんがなかなか寝つかれず、その都度大塚さんの名を呼ぶこと。自然と寝不足が続き、つい小言が出てしまうようになりました。

いっそ死んでしまおうかと思うほど追い詰められた大塚さんは、

「自分が倒れたら、介護にならない。介護をするにはまず、介護人である自分が心身ともに元気であることが大事だ」

と痛感し、以前から『あなたと健康』を読んでいたこともあり、私の勉強会に参加してくださったのです。

朝二時間の掃除で、心・体・生活の健康を獲得

それからは夫婦そろって玄米食を実践。それまで飲んでいたコーヒーもやめ、薬草茶を飲むように。二人で散歩に出かけ、それまで夫婦別々だった食事を朝、昼、晩とともにする。そうこうしているうちに、甘いものが大好きだった房子さんの体重が十キロも減り、大塚さんもスリムになって体が軽くなりました。

また、「掃除はゴミを片づけるのではない。心の掃除をすることだ」という『あなたと健康』にあった言葉を思い出して、朝の掃除をかかさないようになりました。

一軒家の二階建てですから、隅々まできちんと掃き、きちんと拭けば少なくとも二時間はかかります。

このように体を動かすことで、健康になっていきました。

奥さんが倒れたとき、大塚さん自身も疲れていました。何をしても気だるく体も重かったそうです。それが今では血色もよくなり、何をするにも前向きにできる。「自分が元気になれば、妻も元気になる」と素直に思えると言います。

この間、葛藤もあったことでしょう。離婚や自殺も考えたそうです。ですが、自分がいなくなって誰が妻の面倒をみてくれるというのか。妻が倒れたのは、自分が若い頃、好きなことをしていたせいかもしれない。このまま、妻を放り出すわけにはいかない——。その思いが大塚さんを支えたのでした。

奥さんは、今では一人で歩けるようになりました。立派な鍼灸の先生に巡り合い月に一回通い、そして毎日リハビリに精を出しています。

高齢者の人口はますます増えるばかりです。介護を担う家族の負担は想像を絶するものです。

今からできる限りのことをして、体の健康、生活の健康、心の健康を整えたいものです。

健康にいいはずの自然食の落とし穴

「自然食をしていると、他人とのつきあいが難しくなります。近所の人やママ友は、食べ物に関してはまったく無関心です。よその子と遊ぶと、甘いお菓子やアイスクリームをいただいたり……嫌な顔をすると、神経質だと言われたりで考えさせられてしまいます。どうしたらいいのでしょうか」


自然食とは玄米を食べるのだ!!　海藻や根菜類をよく食べ、白砂糖、肉は食べません!!

こんな食事が自然食だと思っている人がいます。

でも、それは人間の狭い小さな知識にすぎません。自然の力はそんな小さな枠にはまって生きることだとは教えていません。自然の力は幅広く無限です。この方も小さな枠に無理に押し込めて、眉間にしわを寄せてアタマで生きようとする。でも自然に心豊かに生きることは、物が先ではありません。目で見える食べ物という物質を主体に考えるから、人間関係も行き詰まる。子どものびのびせず、親の顔色を見て小さく縮んで判断の根をつむ。そうではありません。限られたものではなく、大きく包む自然の姿を見ること。

自然の親切と思いやり

自然は暖かく大らかに人を包み、人が出した汚れものなど捨て場に困るものまできれいに包み、大地に還元し、自然の中で植物のいのちを育てます。

そして人間はそれらをいただき、いのちを養い健康に生きられる。自然食をしているから他とのつきあいができないというのは、自分が小さく心を閉ざして食べ物という物質にとらわれて、いのちを見ないで縮こまっている姿です。

激しい嵐や冬の寒さも鍛えるための自然の親切です。来るべき春のためにしっかりと根を育て、土を肥やし、すばらしい力ある芽育てのために準備してくれる自然の恵みです。人に合わせるのじゃない。この自然の親切、思いやりに学び生きることが大切です。この姿を心に受け止めて生きるなら、どんな人の中にも入っていける。この豊かな心を養うことです。

考え方が違うからと嫌う。でも、考えてもみてください。桜がすばらしいからと一年中桜ばかりでは面白くありません。春夏秋冬、種々の草や木や花。松あり竹あり違うもの同士が集まって調和してこそ美しい。

マイナスはプラスを育てる親。考え方の違った人の中にも縁あって入るなら、知らない世界も見られる。「逆もまた真」で幅広い考え方も育ってまいります。

日々の生活の積み上げとは

親しみが生まれれば、そこにすばらしい自然の恵みの食べ物の深さも育つ。お互いの喜び話し合える。

何も食べ物だけに限りません。人の心を明るく暖かくすることは、心に光をともしているならいつでもどこでもできるはず。

自分では、これは添加物入りでよくないと思うものをいただいても、相手は好意でくださった。心を開きそのお気持ちをいただくと、神経は自由に働いて悪いものも浄化し、見事に排出してくれます。

逆にとらわれて嫌な顔をすると、神経も縮んで内臓も血液も消化液も働けないから、浄化できずに体に残り、不健康と縁がつく。

実際に、玄米食を続けて二十年と言っていた人が、ガンになってうちの相談室に来られた。でもああだ、こうだと言いながら理屈は達者でも治りもしない。

ママ友とのつきあいはどうする？

またこの相談者のように、子どものおやつのことでトラブルを抱える親も多いようです。

白砂糖や添加物は悪い、そんなものをくれるから、よそへ行くと困ると親は思う。けれど、子どもはお友だちがいてくれて楽しく遊べるし、運動もして発散できる。そうしているうちに毒も流してくれるのが自然の力、自然の親切です。

日頃からキチンとしつけをすること。おやつは三時と決めて生活し、挨拶も礼儀作法も身についていると、違ったものがまた入っても流す力は備えられている。逆に目くじらを立てて、病気になるから大変だと嫌な顔をすると、心とともに神経も詰まる。

日常生活の中のしつけで育てば、他へいっても自然の愛と喜びを無心に伝えて行く子に育ちます。

仲よく生きる智恵は、健康とともに日々の生活の中で培《つちか》っていくものだと思うのです。

「骨粗しょう症」と「圧迫骨折」を予防するには？

田中やえさん（八十七歳）は骨粗しょう症から圧迫骨折になり、背中、腰などの痛みで体を動かすことができなくなりました。

医師からは、カルシウム剤を飲み、抗炎症剤を貼って安静にしているように言われたという。

カルシウム剤を摂取しても、それで改善するわけではありません。生活の中で食事や手当てを通して体の状態と向き合い、血行をよくし、細胞を活気づかせて内部から変える基礎を説明しました。

骨粗しょう症は骨量の減少で、骨が弱くなったり、〝す〟が入ったような状態になり、そのせいで骨が曲がったり骨折しやすくなります。

骨量は女性ホルモンによって保たれていますが、閉経によってそのホルモンの働きが悪くなり、さらに高齢者になるとカルシウムの吸収率が低くなるので、骨粗しょう症が起こりやすくなります。

いろいろな病で、長年薬を飲み続けていた五十代の主婦の方や、仕事が忙しくて外食やインスタント食品、加工食品などが多かった四十代の女性も何度か骨折をしたという。このお二人のように、薬や添加物、食のゆがみなどによって骨粗しょう症を引き起こしてしまった人もいます。

高齢者になると、体のいろいろな機能も低下してきて、病や骨折などで床に就くことが多くなります。胃腸の働きも悪くなって食欲もなくなる。そして便秘にもなりやすい。体力の衰弱に伴って、歩行困難や認知症になってしまったりします。

主食は、玄米か分搗き米に雑穀を入れ、ごまをかけてよく噛んで食べる。腹七分目くらいにするとよい。

副食は、緑黄色野菜（小松菜、春菊、かぶや大根の葉、にら等）、根菜類（大根、人参、ごぼう、れんこん）を中心に海藻類（ひじき、わかめ、昆布、のり）、小魚類など。カルシウムは体内に吸収されにくくなっているので、カルシウムの吸収を助け、ビタミンDの多い切干大根、干ししいたけ、きくらげ、干しえびなども合わせて食べること。また納豆はビタミンKやその他の栄養も多く、骨の維持のためにもよい。

田中さんは毎朝玄米に納豆か、青菜にちりめんじゃこを入れたものを欠かさず食べ、味噌汁（具は豆腐、わかめ、青菜など）と和えものか煮物などにし、昼食は具だくさんのうどんやそばで、果物を少々、夕食は玄米か分搗き米を軽く一膳と根菜類や切干大根、高野豆腐、ひじきなどの煮物か、干しえびやじゃこなどを入れた炒めもの、和えものなど少量でもバランスよく食べる工夫をしました。

飲み物は、ほとんど晩茶でしたが、人参エッセンス、エゾウコギエキス、命泉などの食薬の助けも借りました。

体力作りの手当てと運動

体を動かすことが少ないので腸の働きも低下し便秘になりやすくなります。血流も悪くなるので足浴からはじめ、慣れたら肝臓、腎臓をゆでこんにゃくで温め、脾臓を冷たいこんにゃくか、濡れタオルで冷やす。

背中や腰にはビワ葉温灸をし、その後にくちなし湿布（くちなし粉、小麦粉各大さじ二を一個分の卵白で溶く）をする。またビワ葉エキスでの湿布、ビワの葉を直接当てる手当てなど痛みのある間は毎日続けたら、手当ての後はよく眠れるようになりました。

さらに、朝食後は日光浴をしたり、痛みが治まってからは家の中を少しずつ歩くようになりました。

食事や手当てだけでなく、カルシウムの吸収や働きをよくし、骨を保護するためには日光に当たることや歩いたり、無理のない軽い運動が大事です。

食事や手当て、日光浴など根気よく続けて八カ月ほどたって、病院の検査で、圧迫骨折もよくなり骨も少ししっかりしてきましたよ、と言われました。

「カルシウム剤や痛み止めの薬を強要しなかった医師にも感謝ですが、自然療法いちずに向き合い、元気を取り戻せたことはうれしいことです。食事は何よりの薬で、身近な生活の中で心身を癒せる手当てに感謝です」

と喜びの声をいただきました。八十三頁でご紹介した高野三恵子さんも自然療法で骨密度が高くなっていました。

「突発性腰痛（ぎっくり腰）」で体質を知る

多野まさえさん（四十八歳）は、お茶のお稽古中に立とうとして、ぎっくり腰を起こして動けなくなりました。しばらく横になっていても、痛みで体を右にも左にも動かすことができないほどひどい。

彼女には日頃からひざ痛や腰痛があり、こむらがえり（ふくらはぎの筋肉の痙攣《けいれん》）を起こしていました。

甘いものや果物は大好きで、緑茶や抹茶などを飲むことも多い。けれど体を動かすことは少ない。今までの生活から見ると、必要以上の水分をとっていて、甘いものや果物の過食で体は冷え、胃腸の働きが低下しています。

全身の血行のとどこおりは細胞をゆるませ、筋肉の力を弱らせます。そのため、ぎっくり腰を起こしたのだと説明し、全身を温める食事（玄米、味噌汁）やこんにゃく湿布で、肝臓、腎臓を温め、脾臓は冷やす手当法を実行するようすすめました。

大切なのは自分の体質を知ること。水分のとりすぎ、甘いもの、果物過多は陰の体質でカルシウムが不足し、細胞はゆるみ弾力を失う。まったく真逆の療法をしていたのです。

手当てで血行を改善する

ぎっくり腰は背骨を支える筋肉が硬直しています。カルシウム不足で背骨が自由に動けない。筋肉がつっぱるから背骨がゆがみ神経を圧迫する。軟骨もゆがみ、神経にさわるから痛くて動けないのです。

まずビワ葉エキスを痛む場所に塗り、無理のない状態でうつぶせにして、腰の痛い所にビワの葉を当て、その上に温めたこんにゃくをタオルで包み、乗せます。これで血行がよくなります。

ショウガ湿布やビワ葉温灸で、腰、お腹全体、両足のツボ、ふくらはぎ、足裏に手当てすると、下半身が温まり全身がラクになります。肝臓、腎臓の手当ては全身の血流がよくなり、細胞も活発になって痛みを和らげます。

温湿布の後に、痛みに効用のあるビワ葉湿布（ビワ葉をすりおろし、ショウガと小麦粉を入れて練る）をしたり、くちなしの湿布（くちなしの粉大さじ二、小麦粉大さじ二、卵白一個分を合わせる）をすると炎症や痛みが早く治ります。

足浴、腰浴、半身浴も体に負担をかけずに全身の血行をよくします。

冷えも視力も回復

多野さんは、毎日夢中で手当てし、四～五日で歩いても痛くないほど回復しました。一週間、十日と手当てしているうちに、お腹や手足が温かくなり、肩の重苦しさもなくなり、体が軽く感じられて、今まで体全体が冷えていたことを改めて実感したそうです。その後は、ビワ葉温灸を主にしていますが、体の様子を見てこんにゃく湿布やショウガ湿布をします。視力まで上がって驚いたと言います。体は別々でなく、自律神経でつながっているので、足腰の血行がよくなると、全身がラクになります。

食事は穀類を主とした玄米や胚芽米にすりごまをかけて、よく噛んで食べる。野菜を中心に豆類・小魚・海藻・発酵食品などをバランスよく少食にして食べる。日頃からカルシウムの吸収をよくするタマネギ、ビタミンDの多い、日に干した海藻や切干し大根などを食べ、よく体を動かし、日に当たり自然に感謝することが健康につながります。

補助食の梅肉エキス、エゾウコギエキスにも助けられ、食事に関する考え方も変わりました。食事や手当てを通して自分の体質を知ることができたことの喜びや、楽しみながら実践できたことを体感して、元気になりました。

4章

心は宇宙につながるエネルギー

——病気は治すものではなく、学ぶもの

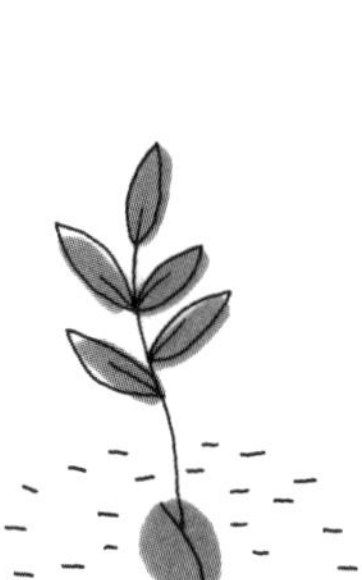

嫁・姑の問題

「胃かいよう」と鍋心

ある若いお嫁さんが胃かいようになって相談にみえました。それで食べ物は自然のものの方がよろしいですよ、手当てはこのように……。いろいろ教えてあげましたら、納得して帰られました。ところが、その方は一生懸命言われたとおりにしたのに何カ月してもよくならないとおっしゃいます。

「胃かいようでも玄米をよく噛んで召し上がると非常に体力の回復がいいんですよ。手当てでも外からショウガの湿布や、こんにゃくの温湿布など交代にいろいろなさると、自然は親切ですから、必ず自然の生命力を持ったものが向うから入ってきますね。ですからよくなるわけなんですがね」

と言いました。ところがその方は全然変わらないとおっしゃいます。

「そんなはずないんですけどね。何かあるでしょ、少しはよくなったとか、逆に悪くなるか……」

と言いました。好転症状といって、動かない細胞が動きだすと中の毒素が出ますから、ちょうどドブ掃除みたいに一時悪いものが出る時期があります。そういうときは、自分の感じ方としては悪いような感じに出てきます。神経も眠ったのが起きると、痛くない所が痛みだしたりといろいろです。だから自然療法の場合は悪いとかいいとか必ず変化があるはずなのです。それが全然ないとおっしゃいます。

「おかしいですね。そんなことはないと思うんですけどね。そうするとあと残っているのはあなたの心しかないですけれど、あなた心に何か大きなお荷物持ってらっしゃるんじゃないですか。ご家族と仲よくやっていらっしゃいますか。ご近所とは？　お友だちとは？　親戚とは？　どうですか、みなさんとは何にもないですか」

とうかがいました。そうしたら、

「あの実は……」

と言いにくそうに話しだされました。

姑をうらむ嫁

お母さんとうまくいかないのですと言う。お母さんというのは、お姑さんでご一緒に生活しているのだけれども、うるさい方で朝から晩までお掃除が汚い、鍋の磨き方が悪い、冷蔵庫が汚い、洗濯機が汚い、ガラスの磨き方が悪いとおっしゃるそうです。朝から晩まで言われてノイローゼになりそうだから別居したいと言われます。

「あなたね、別居してもそれでお母さんとのトラブルはなくなるかもしれませんけれど、でもまた同じことをしますよ。あなたの心が変わらないかぎり、また問題は別かもしれませんがよそでトラブルを作るでしょう。あなた、『鍋心』ってご存じですか」

といったら、いいえ、知りませんと言われる。

「お料理は心ですよ、心が大事でね、鍋の底がわかるぐらい、鍋と一体になるぐらいにならないとお料理はわからないんです。鍋心、つまりお料理の心がわからないと、本当のお料理はできません。

鍋心がわからないと、鍋は物にすぎません。ただの物ですと、汚くなったり、こがしたりしたらもう捨ててしまいます。

でも鍋は一緒に、焼いたり煮たり蒸したりしてくれるパートナーです。

生きて生活する間にはうれしいことばかりもないし、あるときは涙もこぼすでしょうし、つらいこともあるでしょう。人には言えないこともあるでしょう。けれども、鍋は自分の心を知っている、誰も知ってくれなくてもその鍋は知っている、そして自分と一緒になってお料理をしてくれる。鍋は物にすぎませんけれども、あなたの心が映ったら心もともに鍋に移っていきます。

そう考えると、やっぱり鍋にだってありがとうと思うでしょ。そのありがとうと思う心が鍋を大事に磨かせるでしょう」

心が変わると、生き方が変わる

「かくの如く私を助けてくれるパートナーなら鍋も一生懸命磨いて、自分の思いをその鍋の中に入れる。それで自分の思いと一緒に大事にすることになりますね。だから料理もやっぱりそのような心が大事っていうことです。

これは何にでも言えると思うんですよ。

昔は冷蔵庫も洗濯機もありませんでしたから、まず洗濯するときは午前中かかって、ゴシゴシ一生懸命洗濯たらいでやりました。でも今は洗濯機を朝回しておくと、もうごはん前に洗濯が終わっているような便利な時代になりました。そうしますと、その洗濯機にだってありがとうと思いますでしょ。やっぱり自分を助けてくれる自分のパートナーだ。そうして洗濯機ありがとうと思ったら、あなた磨くんじゃない？　やっぱりただ真っ黒けにして置いといたら申し訳ないと思うでしょう？

冷蔵庫だって同じでしょう。私たちが若くて子どもを育てた頃は、ずいぶん井戸水を大事にしてスイカなんかを冷やしたものでした。でも今は冷蔵庫があって、入れればすぐ冷やしてくれて、保存ができて、簡単になりましたね。そうしたら、その冷蔵庫にだってありがとうと思うとやっぱりきれいに磨くんじゃない？　その心があればね。それが鍋心だっていうんだそうですよ」

とお話ししました。

そうしましたらその人が、私そんなこと考えてもみなかったといってポロポロ涙をこぼされまして、ありがとうございましたと言って帰られました。

それから私もすっかり忘れていましたけれど、しばらくして元気な顔をして来られましたが、人相が変わってどなたかわからないぐらいになっているのです。それで「あのときの鍋心です」っておっしゃる。あ、そうそうと、思い出しまして、どうなさいましたって聞いたら、すっかり治りましたって言うのです。

「あのとき、本当にいい勉強をさせていただいて私はずいぶん違っていたと思いました。病気のことにばっかりとらわれていたから胃に穴が空いたし、それだけを思い詰めていたのですね。それで考え方を切り替えることができました。

食べ物でも本当にありがとうって思わなくて、自然が親切にしてくださっているということを考えないで、病気にだけとらわれて、それだけを夢中になってやってきたから、そこに問題があったのだと思いました」

とおっしゃるのです。

「それで台所に立つときにその鍋心を大切に、食べ物のいのちがまっとうされるようにと思って料理したら本当に何やっても楽しいし、何やってもうれしくなりました。それで鍋にもありがとうと言えるし、レンジでも流しでも、きれいに磨くようになりました。

お母さんに言われなくても、冷蔵庫でも洗濯機でも磨くようになっていきましたら、何でも楽しくできました。そうしたらお母さんが喜んで、お母さんとも仲よしになりました。そうしたら穴がふさがっちゃったんです。

先生やっぱり心っていうのは大事なんですね。私は物の世界ばっかりを見ていたからお母さんの心もわからなかったんですね。私が変わったら、お母さんも変わった。いいえ私が変わったんです。現状はちっとも変わらなかったんですけれども…」

そんな話をなさって、別居どころかお母さまとも仲よしになって、楽しい生活ですといっていきいきと話して帰られました。

心が変わるということは、それだけ見方が大きく変わっていくのです。私はこういうみなさんのお姿から勉強させていただいています。

嫁・姑の問題

末期の「肝硬変」から立ち上がる力

腹水が溜まり、お腹が大きくはれ上がり、下からお腹を持ち上げてやっと用便をすませるという重症の肝硬変の方がおられました。

その方を看護するお嫁さんは、天南星《てんなんしょう》を足の裏に貼ればいいと『家庭でできる自然療法』（あなたと健康社）の中に書いてあったのを読み、「山にまで行って探し出しました。それをすりおろして貼ったところ、腹水が小水となって出て、一命をとりとめました」とお礼を言われます。

もう末期の肝硬変ですからお嫁さんは必死です。何とかお母（姑）さんを助けたい一心ですが、もう人間の力ではどうしようもありません。

力の限界に立たされているので、食べ物も玄米スープしか通りません。命綱のようなこの玄米スープにせめて自分のいのちを入れようと、お嫁さんは一心に作りました。そしてそれを飲んだお母さんは、食欲が出て元気づいてきました。食事療法と芋パスター、ショウガ湿布、こんにゃく湿布、ビワ葉湿布などをしたら、コチコチになっていた肝臓がやわらかくなってきました。死にかけたいのちがよみがえったのです。

お母さんは、私の講演会にお見えになって、

「今日はどうしてもお礼を申し上げたくて、山形で講演なさると聞いて、まだ外には一度も出ていませんでしたが今日は出てまいりました」

と言って涙を流し感謝されました。私が何をしたのでもない、それは自然の力です。

真心は手を通して伝わる

お嫁さんは治したい一心です。玄米スープは炒って七倍の水で煮て裏ごしにかけるのですが、せめて自分の手のぬくもりを、この自分のいのちを直接お姑さんに流してあげたい

と思いました。そこで裏ごしでなく、布巾に包んで手でしごいて玄米スープを作りました。せめて自分の体温でも入れてあげたい。自分のいのちを分けてあげたいと思いました。

〝一心、岩をも通す〟〝至誠天に通ず〟という言葉があります。

その愛は智恵を生み、真心を込めて手でしごくことをさせました。

心は目に見えませんが、真心の暖かいエネルギーは手に凝集されて、手からは酵素が出てまいります。冷たい心は体も冷たくします。暖かい心は体も暖めます。

それが生命力のよび水となり、活力を得ることにつながりました。

例えば食欲のない病人でも、お茶わんに盛ったご飯は食べられなくても、小さくおにぎりにすればおいしく食べられます。ことに心を込めて暖かい思いやりで作ったものなら酵素も心のぬくもりとともにいっそうおいしく、胃にも軽いのです。

このお嫁さんは、真心のエネルギーを、手を通して入れることを無意識のうちに実行して玄米スープをいちだんと違った真心の味にしていました。これが病人の力となってくれました。

お嫁さんの心から湧き出す思いやりが智恵となり、自然に働いてやらされてしまった。

エゾウコギエキスを飲む。こんにゃくの温湿布、ショウガ湿布、ビワの葉療法（『家庭でできる自然療法』参照）などで外から手当てするにしても、何とか元気になってほしいという熱い思いが凝集されて、この熱い手を通していのちが伝わっていきます。お姑さんもその真心は口で言わなくても伝わってきますから、力づけられ、大きなエネルギーとなって心と体に移されます。

思いやりが愛となる

人間の力はもう及ばない限界を越えた土壇場でも、愛はエネルギーとなって無限大に働き、いのちとなって流され移されてまいります。まさに真心の勝利です。かけひきのない愛の偉大さ、この心のエネルギーが流されるとき、自然の力は生命力となって入ってくれるのです。

お姑さんを助けたい心が、天南星《てんなんしょう》を山に行って探させる。真心込めて根をすりおろしてパスターを作って貼る。その手の中に強力な酵素が出てくれ、また細胞の中にはガンでも瞬間的に溶かしてしまうというインターフェロン〈自然に体の中で育つ〈三四六頁参照〉〉が盛んに誘発されます。これは心とともに働く物質で、冷たい暗い心からは出ないのです。そして腹水が見事にとれ食欲が出て元気づきました。すばらしいことです。人はこれを奇跡だといいます。でも奇跡でも何でもないのです。

心は口で言わずとも、その思いは充満してくると雰囲気となって発散され、それは生命力となり、心の波動となって相手の中に入っていくのです。受ける姑さんもその真心に感動し、二人が一つ心になるともう一体となり、理屈抜きにそのいのちは一つとなって働きだしました。

この方はうれしくてありがたくてたまらないので、どこかに感謝しないではいられない思いで遠くから出てこられました。そして私に感謝されるのですが、私が何をしたわけでもありません。わずかのお手伝いだけですが、お嫁さんの中にある目に見えない真心が、電気の如くテレパシーで伝えられ、いのちとなって、お姑さんの消えかけたいのちにエネルギーを充電してしまった。すばらしいものを見せていただいたと、私はただただ感動の涙を流すばかりでした。

絶望を希望に変える自然の力

自然の力は心の開放とともに働きます。心がやわらかく素直ですと、細胞もゆったりと自由に働けます。頑固に我を張って力んでいると、細胞は硬くなって働きにくく、心と同じ姿になります。自然のいのちに満ちあふれた食べ物も、細胞が柔軟で開放されると素直に自由に入って、人の力では絶望と思われることでも、絶望を希望に変え、死にかけた細胞もいきいきと働き出すのです。

そして自律神経は心とともに働き、心の如く内臓諸器官を動かすことを、このお二人にはっきり見せていただきました。心を明るく開放したとき、その開かれた心に自然の力が入ってくれる。心こそ根だということを、手にとるように見せてくださった。

東京駅は上りの終点ですが下りの出発点でもあります。終点でこれで終わりと思ったらがっくりします。しかしここが希望をめざして歩く出発点です。生きよう生きようとあがくと深みにはまって溺れ死ぬ。死んでしまうと逆に浮かび上がります。これは自然が教える真理です。

土壇場に追いつめられて限界を知り、どうしようもないと思って心を開放し自然に任せてしまう。その開いた心に無限の力が働きました。そして愛はその無限の力に直結するエネルギーだということをこのお嫁さんは教えてくださった。大切なことはどんなときでもゆとりとゆるみが必要だということです。


この方は大きな魂の育成をなさったのですが、まだ完全に治ったわけではなく、家で療養している最中です。一度も外に出たことはないけれども、この感謝をこの喜びを言わないではいられない思いで、長い時間かかってやって来られ、二時間の講演を一つも聞きもらすまいとされ、療養中の身も忘れて聞かれたという。肉体は病んでも、心に熱気と光があるなら体は健康になれます。なぜなら心の如く自然の力が波動となって働いてくれますから。私は大きな学びをさせていただきました。

どんなに肉体が健康でも、心が健康でないならむなしいことです。病気は治ってもまた同じ泥の中に自分から入っていくからです。

どうしてもとれない「子どもの高熱」

「小学校六年生の長男の原因不明の高熱が下がりません。それでついに入院しましたが、医者も原因がわからず手をこまぬいています。

自然療法もいろいろしているのですが、ちっともよくなりません。このままだと死ぬと言われるのです」

と、あるときお母さんが来られて助けてくださいと言われます。

「お医者さんもだめ、自然の力も入らないとすれば、残るのは心しかないようですね。

不自然な熱が続くのは偶然にそうなったのではないのです。ただ食べ物や生活の間違いなら、自然の療法や自然の食べ物で簡単にとれてしまいます。何か心に不自然な熱が充満しているようですね」

このお母さんは実際に何とか熱を下げようとして、豆腐パスターをしたり、いろいろ手当てをしました。しかし一向に下がりません。

普通肺炎の熱でも、豆腐パスターで一日半か二日で下がります。それが何の変化もない。それでとうとう入院しました。

こんな緊急の場合、抗生物質を注射すれば一応熱は下がるはずですが、下がらない。もうお医者さんもお手あげ、分からんと言われる。このまま熱が続けば脳障害を起こす危険もあるし、生命も危ぶまれるという。

お母さんは居ても立ってもいられません。何とかなりませんでしょうかとまた相談にとんで来られました。

「何とかならないかと言われても、私は人のいのちをどうすることもできません。自然の療法もだめ、医者もだめなら、残っているのは心しかありませんね。何か心に真っ黒い煤《すす》を溜め込んでいるんじゃないですか」

「いいえ別に……」

「それではみなさん仲むつまじくお暮らしですか。ご家族は？　ご親戚は？　お友だちは？　ご近所は？　何にもありませんか」

　すると、

「ハイ……あのー……実は……」

と言いにくそうに話しだされました。

「もしかしたら……実はお姑《かあ》さんとうまくいかないのです」

言わないから大丈夫、ではない

　この方はお姑さんと同居していますが、お姑さんはパートで働きに出ています。家はお嫁さんであるこの方が家事一切と育児を受け持っています。ところが家にこもることが大嫌いで外に勤めに出ることが好きな人です。

「私の方が働きに出ておばあちゃんが代わってくれればいいのに。私の方がお金もたくさん稼げるのに……おばあちゃんはいいワネ、自分で働いたお金を自由に使って衣類を買ったり、たまには旅行に行ったり、好きなことをして……。

私は家計のやりくりに苦労ばかりして、ほしい洋服など買えない。毎日うるさい子どもの世話、食事の支度、掃除、洗濯、めんどうくさい近所づきあいとまるで家政婦さんのよう。おばあちゃんは私がいるから結構なご身分になったんじゃないの」

と憤懣《ふんまん》やる方ない思いがあります。

それがだんだんとエスカレートして溜まってしまいました。すると、言わないから大丈夫と思っても〝目は口ほどにものを言い〟という慣用句があるくらいです。表情は口に出す以上にものを言います。また体を通し雰囲気となって発散するし、態度となって表現されます。言わないから大丈夫と思っても、心はかくしきれるものじゃありません。目に見える損得勘定で欲の世界だけで生きたら、それはあなたに返って心を暗くします。心に煤をいっぱい溜め、詰まった煙突みたいに燃えないので煙ばかり出して公害をまきちらす。

その煙は一番身近なお子さんを包むのです。心は伝わります。見えないからとおろそかにしていると、心の如く成って体に表現されます。それでは大変なことになるよと、お子さんの体を通して親切にお天道様《てんとうさま》（自然の力）が警告しているのですね。

お子さんはトゲのあるお母さんの不平不満を受けて病んできたのです。

人は心で思っても言わなければわからないと思っています。でもはちきれそうな喜びは、体に充満してきますとかくしきれないで雰囲気となって発散します。

「あの人は喜んでるね」

とわかります。

逆に心に真っ黒い煤を溜め込んで、それがどんどんエスカレートすると、もうその人の体臭のように雰囲気となって出ますから、言わないからわからないと思っていても出てしまうのです。

それはどんなにかくしてもかくしきれるものでなく、心の公害をまきちらしてしまいます。

心の如く表現する

「お姑さんをうらむなんてとんでもない。あなたが愛しておられるご主人を育てたのはお姑さんです。

戦後の貧しいドン底時代に、なりふりかまわず子育てのために、食べる物も食べず子のためにご苦労されてこられたのです。そのご苦労のおかげで今日のあなた方がある。もうお年を召してしまわれたお姑さんですよ。

あなたがお姑さんに、ありがとうございました、たまには旅行にでも行ってくださいと言って、お小遣いをあげて行っていただくのが本当でしょう。

それをお姑さんがみんなに心配をかけまいと思って働きに出ておられる。

あなたは、自分の立場ばかりしか考えない。お姑さんの立場になってお姑さんの心になって考えてみるゆとりがほしいです。

お姑さんには、あなたが嫁として家の家風になじみ、早く一家の立派な主婦になってほしい。そして孫たちも丈夫にいい子に育ってほしいというお気持ちがおありだと思います。

自然食をなさったのはあなたですか？」

「いいえ姑《はは》です。姑が自然食の勉強をして私に教えてくれました」

「それではやはりお母さんはみんな健康にと思ってのことでしょう。お年を召していてこれからどのくらい残されているかわからない人生です。パートにでかけるおばあちゃんを『行ってらっしゃい』と心から祝福して見送ってあげる。遊びや旅行に行かれるとき、心からのいたわりと感謝をもって接する心づかいがほしいですよね。

ご主人をお育てくださったお母さんと思えたら、〝お姑《かあ》さん〟ではなく〝お母さん〟となって、心で受けとめられる人になる。ありがとうと思えたら不平不満の心が感謝となってあふれ出ることでしょう」

そんなお話をいろいろしていましたら、

「ハイ本当にそうでした。おばあちゃんが今まで苦労なさってきたことは全然考えませんでした。

おばあちゃんに対する思いやりや、いたわりの気持ちなどありませんでした。それなのにこんな私にすべてを任せて何にもおっしゃらずに、私の心が育つのを待っていてくださったんです。

申しわけありませんでした。私のかたくなな心が、子どもにすまないことをしてしまいました」

と言って椅子から下りて、絨毯の上にペタンと座られ、泣きながらすみませんでしたと手を合わせました。心は形で表現されます。このとき、この方は私にではなく神様に手を合わせたと思います。

心はテレパシー、心の如く実現する

そうしたら二週間も続いた子どもの高熱がすぐその晩に下がりだして、次の朝は平熱になっていました。そして夕方にはもう退院です。

「先生、心って大変なものなのですね」

と言って電話の向こうでボロボロ泣きながらおっしゃいました。医者も奇跡だとびっくりしていますと言われるのですが、奇跡でも何でもない。人はわからないことは奇跡にしてしまいます。でも目に見えなくても、心はテレパシーでつながっていますから、心の如く現れるのです。こんな例はずいぶんあります。

このお嫁さんは子どもが死ぬか生きるかですから必死でした。そこで追いつめられて、本当に一八〇度ひっくり返ったんです。まだゆとりがあれば、

「私も悪いけどおばあちゃんだって悪いわよ。少しくらいこっちに回したっていいじゃないの」

と思う。これが人間のトラブルが消えない根（心）です。それでは心の如く子どもの熱も下がらない。心はごまかせない。子どもは不健康で病気になります。こちらが変われば相手もこちらの心の如く変わってしまう。相手を変えようとしてもだめで自分を変えること。これは真理です。おばあちゃんにも、

「申しわけありませんでした」

と手をついて心から詫びました。そうしたら、

「いいんだよ、自分で気がついて反省するのが一番だからね。私も欠点だらけだよ」

と涙を流して喜ばれ、今まで味わったことのない一家団らんのむつまじい食卓を囲むことができました。

今まで勉強しなさいと言っても一度も机に向かったことのないその息子さんが、それからいくらもしないうちに一人で、何にも言わないのに勉強しだしたというのです。

相手を責めて冷たい心で、相手を変えようとしても決して変わらない。自分が変わればその心の如く成る。生き方、考え方で心を育てる。真実こそ力ですね。相手を思いやるゆとりある心を育ててまいりたいものです。

夫婦間の問題

夫の不倫

「三歳と五歳の子を持つ母親です。夫に女ができ、その女のところに入り浸りで夢中。妻も子も忘れてしまったみたいです。

親や周囲は騒がないで待っていればそのうち落ち着くと言っています。でもだんだんひどくなり、私は食欲もなくなりやせこけ、苦しむばかりです……」

＊　　＊

性の乱れはいのちの尊さを忘れる。この問題だけでなく、いのちの尊さを忘れて病気で苦しむ人が増えるばかりです。

油紙に火がついたのを消そうと水をかけても、ますます火の勢いをあおって燃え広がるばかり。上から布団をかぶせて空気を遮断して、火を消すしかありません。

草原に野火が走って、巣にいるヒナ鳥が焼かれそうになると親鳥は身を焼かれてもヒナを守り通します。

猫がひよこを狙うと、めんどりは羽を逆立てて猫に向かって子を守ります。小さな雀もヒナが猫に食べられそうになると、血だらけになって守り、ついに力つき、羽の下にしっかりとヒナを抱いて死んでいる。

私は田舎に育ったのですが、これらの姿を見て深く感動したのを忘れることはできません。

子育て中の母鯨と父鯨は、子を真ん中にして守りながら泳いでいます。鯨を捕獲するときは、まず子鯨を狙って銛《もり》を打ちます。すると父鯨はサッと逃げる。しかし母鯨は子にピッタリ寄り添い逃げません。たとえ生命の危険にさらされても、母はいのちがけで子を守り、最後まで運命をともにします。

動物でさえこんな尊いものを持って生かされている。これは天からのいただきもの。女は弱し。されど母は強いのです。

問題は一つ

彼女は女を捨てきれずに生気なく夫をうらみ、憎しみで真っ暗になっています。

そんな彼女に私は、次のようなお話をしました。

「あなたは母なのです。夫が妻も子も忘れたと焼きもちを焼き、自分を苦しめ、肉体を痛めても、自分が暗くなると夫はいよいよ燃える。これは一時的なやけどのようなもの。

本筋から外れた道を天は助けません。必ず火は消える。あなたは母なのです。何があっても子を育て守るのだと、ズシンと腹を据え、天任せの覚悟を決め、気を抜かず子育てに専念することです。

動物でさえ子を守るのに、いのちがけではありませんか。ましてあなたは二人の尊い魂の母親です。覚悟を決めて夫に言うのです。『今日から私は女であることをやめました。母親の務めに専念させていただきます。あなたも子育てに協力してください。子を養育して成人させるまで協力してください』と頼みなさい。何があってもあなたは母なのだから、徹しきって生きるのです」

腹を決め、凛と生きる

子どもの話になると、やはり身も世もなく泣き崩れます。

「そうでした……。私は母です。夫の女性関係にばかりに気をやつし、身を苦しめ、母であることさえ忘れていました」

と彼女は言いました。覚悟が定まったら蒼白な顔に紅がさし、いきいきしてきました。

母である覚悟で腹が据わると、もう動きません。子を守り育てるためなら何でもしよう。夫の前でも凛《りん》として言うべきことをきっぱり言いました。

夫はその気魄《きはく》に呑まれたのか、生活費だけはキチンと家に入れるようになりました。どんなことがあってもこの子たちを守り育てるのだ。この一点に絞って心を集中して生き、人間的にも大きく鍛え上げられました。

そして今は子どもたちを中心に平和が戻り、夫は昔のことはまるで忘れたかのように奥さんにべったりで、外食もせず、友人を家に連れてきて「家の食卓は楽しい」と自慢するようになった。

天気も一年中晴天はありません。嵐も雨もある。そして土は養われ、米麦野菜が育つ。このいのちを忘れるな。暗雲の陰には必ず太陽が待っている。

出産後は妻であることを忘れ、子育てに追われてしまう。夫は寂しくなって女性と縁がつくことも多い。夫婦は一体です。忘れないで生きましょう。

夫婦間の問題

一人っ子同士の結婚。結婚とは血を継ぐこと……!?

「東城先生は、結婚とは〝血を継ぐこと〟と教えてくださいましたが、私にはよくわかりません。世の中は高学歴が大事。結婚後は夫婦二人の暮らしを大切にしたい。親を見ないのはあたり前――。そういう風潮ですが、それでいいのでしょうか？　私にはよくわかりません……」

未婚の女性からこのような質問をいただきました。これは女性の社会進出をすすめる世の中の流れからすると、むずかしいし、わかりにくい問題です。そこでうちの社員のお子さんの実際あった結婚のお話から考えましょう。

ある日、うちの社員のSさんが、

「明日は一人息子の結婚の結納で、夫と息子とともに日帰りで関西まで行ってきます」と言う。よく聞くと相手のお嬢さんは百年続く仕出し屋（料理店）の一人娘さんで、後継ぎとして育てられたのでした。

息子さんは、前もって一人で先方のご実家に行って、まず仏壇に座り感謝し、お墓に挨拶したいとお父様にお願いもして、お墓で祈りました。その姿を見て娘を幸せにしてくださる方だと思って「娘をあげましょう」ということになったのでした。

そこで私はSさんに、

「あなた、猫の子をもらうのではないのよ。老舗《しにせ》の一人娘さんをいただくのに日帰りは失礼でしょう。百年も続くお宅なら年輪の重さ深さもある。結納でもその家の伝統の重みもあります。よくよく学んで礼を尽くすことです」

と話したところ、Sさんはすぐに宿をとり、相手のお家のこと、結納のことなどよく調べて準備をすませ、覚悟を決めて出かけられました。

次の日、挨拶にうかがってまずご先祖さまに挨拶したい旨を話し、お墓に案内していただいた。息子さんが先にお参りをしていて、古い家柄だからお墓が二十五基もあることを知っていたので、お花も二十五束用意しました。

三人で丁寧に墓前に花を捧げ、挨拶して祈った。その姿をしっかりご覧になった先方のお父様は、「先祖も納得してくれました。娘を差し上げましょう」と言ってくださいました。

この青年ならと一人娘の結婚を納得していたとしても、一人娘を嫁に出す無念はおありだったのでしょう。でも、この三人の見えないいのちに対する心を、お父様はご覧になって、娘は幸せになると改めて納得なさったのだと思います。

それから結納についても伝統の重み、深さを知ることとなり、宿をとり、じっくりと、あれもこれも準備する。ご親戚一同の前で礼を尽くす。その勉強もあって失礼なく納めさせていただけた。

血を継ぐ重み

結婚は「血を継ぐこと」です。両方が一人っ子同士ならなおのこと。亡くなった両方のご先祖に次のいのちを継ぐ元気な子を二人以上授けてくださいとお願いをする。またご両親にもそう挨拶をして、次の世代のこともしっかりとした覚悟をお伝えすること。すると亡きご先祖様も、生きたご先祖様のご両親も喜ばれて、昔から心も通じ合う親しかった親戚のような睦まじさの中の結婚式で、本当に心豊かな日になりました。Sさんの息子さんご夫婦は、今は長男と長女、次女と三人の子宝に恵まれ、三人の子どもとともに、実家の血を継げることとなりました。

先方のお父様は、婿殿を本当の息子と思う。忙しいと仕出しの手伝いも今は上手にする(息子さんはデザイナーです)。仲よしの親子になっています。

大切なのはいのちの重みを忘れないこと。自分だけの幸せなどあり得ない。いのちは先祖代々伝えられたもので、自分一人で大きくなったのではありません。代々、伝統を守り続いてきた老舗の家柄ならなおのこと、伝統を伝え続けたご先祖様の努力を大切に思い息子さんは一人で出かけてお嬢さんをくださいと言えた。

それにはまず、見えないご先祖に挨拶をする。墓前で礼を尽くし祈る。このようなことは急にできるものではないし、日々の生活の中に積み上げられた心があってのこと。

縁が縁を呼ぶ。この我々のご先祖が歩いた道（お天道様）を今は教えない。学校の勉強が大事で家事手伝いはしない。女性が理屈を知っても愛を忘れたら、次の時代は育ちません。両親をみない、家事はしない、まして日本の歴史も知らない。

結婚は物や財産を継ぐのではありません。家つき、カーつき、ババア抜きではありません。血を継ぎいのちを継ぐ。このいのちの尊さを日本人は先祖代々伝えてきたことを、忘れてはいけないと思うのです。

夫婦間の問題

「すい臓ガン」が教えてくれる夫婦の姿

末期のすい臓ガンの高橋廣さんは、立っていられないくらい痛みもひどく、歩くこともできない。それでもどうしても私の話を聞くのだと、北関東で行われた一泊して学ぶセミナーにいのちがけで来られた。

会場でも布団を敷いて横になりながら聴講されました。この方は手当ての講義になったら、率先してモデルになると言われるので、こんにゃく湿布をスタッフが実際に行いました。

そのとき、

「気持ちがいいなぁ。こんな気持ちがいいものとは知らなかった」

とおっしゃって喜ばれました。しかし、重症の方が喜ばれているのに、そばにおられる

その奥さんが、まるで他人事のように座っている。私は思わず、

「あなた、他人事じゃないでしょう？　ご主人が苦しんでいらっしゃるのに他人事じゃないの」

と叱ってしまいました。そして、奥さんに手当てをやっていただきました。

「奥さん、そんなお手当てでは何も伝わらないです。こうしてもっとやさしく」

と体を使って手ほどきしたら、少しご夫婦の様子も変わってきました。とくにご主人は非常に喜ばれて帰られました。

その後、奥さんから、

「主人が苦しんでいることは、主人の問題で、私には関係ない。それは主人の生き方じゃないのと思っていました。食事や手当てはさせてもらっていましたが、基本的に『手伝い』であって、まさか私自身のことだなんて思ってもみませんでした。東城先生には、大切なことに気づかせていただきました。自分の目の前に現れる現象は、すべて自分のこととして見るのだと強く思いました。主人の痛みも苦しみもすべて自分のこととして受け入れる。こうしている間にも涙があふれます。ごめんね。許してね。ありがとう。と、素直

に思えます」

と手紙をいただきました。

〝終着駅〟は〝始発駅〟

季節も変わり、どうしておられるかなとお手紙を出したら次のような返事をいただきました。

「いろいろ努力してまいりましたが、私たちはひと月ほど前に医者から身辺整理をするように告げられました。主人には食べたいものを食べてもらっています。主人は、会いたい人に会ってお礼を言ってまわり、残りの日々を毎日静かに自宅療養しております。『充実した人生だった』と申しております。

でも、私たちは、生死は神のみぞ知ると思っていますので、希望は捨てておりません。なぜか心は静かなのです。このごろ、二、三日前から少し元気になりはじめて、お見舞いに駆けつけてくださる方々を驚かせているのです。

主人は、『終着駅は始発の出発駅になるのだ』と言い、『治る！』と強く思えるようになっているのです」

今を大切に生きる

このようなお返事をいただき、心配ですぐに電話をしたら、奥さんは明るい声で、

「お医者様にだめだと言われたので、神様の赴くままにと思っていました。ところが、末期の腹水も浮腫《ふしゅ》もとれ、玄米スープを十倍に薄めて飲んだら、しぼんでしまいました。今は家から十分程度の場所にある家庭菜園まで歩いて行って、『トマトが少しとナスが数本、収穫できるようになっていたよ』と言って帰ってきました。食事はおいしいし、生きることが楽しく、何をやってもうれしい。こんな毎日になりました」

とおっしゃる。痛みで立つことすらできなかった方が……と胸が熱くなりました。

それから数カ月後、

「出てくる言葉はお互いに感謝。主人も私もたくさんありがとうを言いました。『ありが

とう、ありがとう』と、言って、天に帰って行きました」

とお知らせをくださった。

ご主人は、一代で会社を興《おこ》し、がむしゃらに働いた。この奥さんは最初の頃は、「主人を許せない」とおっしゃっていました。夫婦の長い時間にはいろいろあります。しかし、「許せない」ことがお互いを苦しめ、ガンをいただくことになった。

ご主人はこの世の最後だと思い、いのちがけで私の勉強会に参加されたのでした。ガンという「硬いしこり」が天の声として受けとめられたとき、重い重い扉の鎖が外れて、詰まりに詰まった神経も開放されます。そして神経が細胞を活気よく動かし、痛みも苦しみも腹水もすべて洗い流してしまった。死ぬと覚悟を決め、天任せで「今」を大切に生きてみたら、逆に生かされて、全身が改革されました。心は神経とつながり、細胞を動かす。すばらしいお天道様の愛と恵みで安らかに逝かれたのでした。これは、この姿を生活の中で見ている子や孫に遺伝となって残されます。

夫婦間の問題

「高血圧・胃かいよう」の人の話

あるとき、講演が終わって控室で休んでいますと、相談したいという方がおいでになって列を作ってしまいました。ところがある年配の婦人が、どうしても私に紹介してくれといって主催者を無理に私のところに引っぱって来ました。そして、自分は急ぐので、ちょっとだけでいいから先に質問させてくださいと言われます。

「病気ですか」

「ハイ高血圧です」

「そうそれがあなたの病気ですね。みなさんも帰りを急ぐ方ばかりです。それでもこうして順番に並んで待っておられるのです。あなたは自分の都合のためなら人を押しのけても、後始末で忙しい主催者の迷惑もおかまいなしで、主催者を利用してでも強引に割り込んできます。それが血圧を上げるんです。もし本当に病気を治すおつもりなら、一番後ろにお並びください。それができないならお帰りください」

と申し上げますと、

「すみません」

と言って並んで待っておられました。そしてその方の番になりまして、

「先生、私は今日のお話を聞いて、玄米を食べて自然食をしなきゃいけないと思いました。でも、主人はどうしても白米しか食べません。私が玄米を食べるのも嫌がって怒りますので食べられません。以前は玄米を食べていましたが、そんなことでいろいろ問題がありまして、玄米を食べていても胃かいようになってしまいました。そして胃かいようが治ったら高血圧になってしまいました」

「あなたはさっきのことのように、自分がこうしたいと思ったら相手の都合はおかまいなしに無理やり押しつけるでしょう」

「ハイそういえば……でも玄米は体にいいのだし、やらなきゃいかんと思いまして」

「健康のためにやることが、ご主人に喜ばれないで反発を買い、迷惑がられるのはおかし

いですね。人に喜ばれるのは、相手に対する思いやりが暖かい心となっていくからです。反発を買うのは自分が中心で、相手よりも自分を大切にすることが押しつけとなり、トラブルが起きて参ります。

玄米を食べて胃かいようになったり、高血圧になるのは、自分の思いどおりにしようと思って押しつけ、力むことで、イライラしたり腹を立てたりしますから体が痛めつけられます。

あなたが自然食と思ってすることは自然じゃなく不自然で、まったく身につきませんね。細胞は硬化して働かず、神経を疲労させますから胃にも穴が空いてくるし、血圧も上がります。

もっと心を明るく開放して、ゆったりとして、ご主人を大切になさったら、細胞もゆったりして健康になられますよ」

「私も今日お話を聞いてそうだったなあと反省しました。でも血圧が高いからどうしても玄米を食べたいと思いますが……」

「玄米もいいですが、あなたの心が暖かくやさしくして、相手を思いやるようにならなければね。自律神経はあなたの心の如く働きます。細胞も心の如く働きます。イライラ、ピリピリ、怒ったり、うらんだりすると硬化してふさがります。血液の流れも悪くなって酸性になってしまいます。

人は食べ物だけで生きているのではありません。人の和を大切に、心暖かく人を喜ばせてあげることが大切です。たとえ白米でも、ご主人を立てて、ご主人の喜ぶようなことをしてあげる。

ご自分はごまをたくさんすっておいてかけて食べたり、小豆をゆでて食べたりして補ったらいいじゃないですか。そして徐々に自然の親切と思いやりを学び、あなたの心を育てて暖かい心で伝えてあげることですね。物が先じゃない心が先です」

玄米より暖かい思いやりが先

「ハイそれで思ったのですが、味噌汁に玄米もちを入れて食べたらどうでしょうか……」

「それも大変いいことですが、身勝手とわがままをやめて、人に喜ばれるようになさったらいいですね。あなたがやさしく、思いやりのある暖かい心になられたら、あなたが玄米とおっしゃらなくても、自然の暖かい心が流れて、その心が伝わって、ご主人も自然に喜んで召し上がるようになられるでしょう」

とお伝えしたところ、納得して帰られたようでした（八十三頁の高野三恵子さんを参照ください）。

〝身を捨ててこそ浮かぶ瀬もあれ〟という言葉がございます。身を捨てられず、自分の思いを捨てられないと死んでしまう。浮かび上がろうと思って、もがいて、生きよう、生きようと思うと逆に沈んでしまいます。自分の力も、力みもぬいて捨ててしまえば逆に浮かび上がります。これは自然が教える真理です。人を変えようと力んでも逆に沈んでしまいます。

自然食もまずこの思いやりと親切と、暖かい愛の心を、自然に学んで生きることが大切です。

病気は外に現れた現象です。でも目に見えない大地の中にある根が大切です。根は心です。心は目に見えませんが、この心根、根性が根となって、生き方、考え方が、枝や葉のように目に見える姿の病気という現象になって現れてきています。

根がしっかりしてきて、生き方、考え方が自分中心でなくなり、相手を思いやるゆとりが育ってきますと、立派な根が育ちますから、根の如く枝葉も立派になりますから、不調和な現象（病気）は消えていきます。

ですから自然の食べ物も自然の療法も、その心である暖かい思いやりが大切なのですね。それをまずよくわかって、心を大切に育てながら、学びつつ歩いて参りますと、食べ物も生活も自然に近くなります。自然食も自然療法も喜びに満たされて、感謝しながらやるようになります。その喜びの姿が生活に生かされ、その心が雰囲気となって流れます。

自然に帰るとは、身も心もこうして安らぎを得て育てられることなのです。

親と子の問題

【暴力と万引き】「じんましん・ぜん息」の子に苦しむ母子家庭の母

「十歳の男の子と六歳の女の子を女手一つで育てている主婦です。長男のことで悩んでいます。

長男が小一の頃から万引きをしだし、いろいろな品物を部屋のあちこちに隠しています。平気でウソを言い、その頃からじんましんが出ました。だんだんひどくなり、この頃は時々ぜん息を起こすようになりました。

ぐずぐずして陰気、学校からの連絡なども忘れっぽく、この頃では暴力をふるいます。児童相談所に行って相談すると〝もっと愛情を〟と言われるだけ。ホトホト疲れました。もうどこかの施設に預けるしかないと思っています」

自分が苦しかったら逆に相手の身になって

二人のお子さんをかかえ一生懸命生きてこられたのに、長男の非行に傷つき、愛していればこそ悩み、怒る。やりきれないお気持ちよくわかります。

怠けグセのあるご主人に苦しみ、ついに一人で子を育てることとなったお母さんが、長男のだらしなさになお、心のゆとりを失い、身に痛く反応してこらしめたくなるのも無理もないことと思います。

こういうときは、もっと落ち着いてお子さんの立場に立って考えてみましょう。

例えば、このお子さんN君は、四歳からお父さんがいない中で育ち、寂しい思いで育ってきました。ひとり親で頼りにするのはお母さんだけです。それが毎日、叱られ責められるばかりの日々。何をしてもお母さんに気に入ってもらえない。お母さんが自分の方を向いてくれるのは、悪いことをしたときだけ。N君自身どんなに悲しくつらいことでしょう。万引きも寂しさを物で補おうとする姿です。

お母さんが疲れているのと同じくらい、いやそれ以上にN君は疲れていると思います。捨てられるかも？　施設に預けられるかも？……という不安。どうしたらお母さんに愛されるのかN君には見当がつかなくて絶望的になっているのです。

じんましんや、ぜん息になっているのは、N君の心に不安と寂しさが内にあるから。心と神経は直結していて、心が閉じて貝になるとその如く、心は空白に、希望は生まれようもなく、生活にハリも喜びも失います。そして毒素や老廃物は流れないで溜まりますから、それが病気という形で出てきます。

じんましんは外側の皮膚だけの病気ではなく、腸や腎臓・肝臓の働きがにぶくなって、出しきれないで溜まってしまってどうしようもなくなった結果、もう一つの排出口である皮膚の毛穴を通して、苦しまぎれに出てくるのです。そのアレルギーがもっと深くなるとぜん息という形になっていきます。

「やりきれない寂しさはお菓子を食べ、ジュースを飲んでなぐさめることになりますね。N君は甘いものが好きでしょう」

と私が聞くと、

「はい。私が働いているので、どうしても好きなものだけを食べることになります」

とお母さんは答えます。そこで、私は次のようなことをお話ししました。

「お砂糖が多すぎるとカルシウムが減って神経が疲れ、無気力になってきます。感情の動きもアンバランスになり、泣き虫・怒り虫となりやすい。疲れやすく、行動力、実行力に欠け、何事も集中してできず、あきっぽくなる等かんばしくないことが生活の中に出てきます。だから、体だけでなく、性格にもひびいてきます。

お母さん、N君にとって一番大切なのは、暖かい思いやりです。

母なる大地がしっかりあるとき

母なる大地という言葉があります。お母さんは大地だと言いますね。大地はどんなに腐ってうじが湧いたものでも、塵《ちり》でもアクタでも、浄化、殺菌してくれます。むしろ、それを肥料にして、何もかもだまって許し包み込んで、新しい生命を育ててくれますね。

お母さんは、その大地なのです。大地は何があってもどっしりと包み暖めて、いのちを育てます。

N君を、あなたが何とかしようという人間の力ではなく、この無限大の自然の大きい広い暖かいふところにお任せしてラクになったらいいですね。

私も二人の男の子を一人で育ててきましたが、この自然のふところが心にある限り、何があっても大丈夫でした。

ことに男の子は大きく成長しようとするとき、いろいろな問題が起きます。まだ未完成なN君です。三十六年のキャリアのあなたと同じではないのですね。施設に預けても、あなたの心が変わらない限り問題は解決しないのです」

と言ってお話ししているうちに、私もボロボロ涙を流していました。お母さんも顔をおおって泣きながら聞いておられました。

「お母さん、まずN君を叱るより、できるだけ暖かい手作りの食事を作ってあげましょう。

まず、ごまをすって食卓に置いて、ご飯にかけたり、おかずにふりかけたり、海藻・野菜・大豆類を食べるようにね。砂療法も砂を掘って砂に触れ寝ているだけで疲れはとれてさわやかになり、元気をいただきます。見事に疲れをとってくれる自然療法です」(手当法、食養法は『家庭でできる自然療法』を参照)。

と話したら、

「私はまったく間違っていました」

と涙を流しながら帰られました。

しばらくして講演にそのお母さんがいらっしゃいました。いきいきされ、

「あれから気がついて、子どもにあやまりました。そして食事に気をつけ、手作りを心がけ、ビワの葉、どくだみ、ハブ草を煎じて飲ませ、食事は早くすまして、少しの時間ですが一緒に遊んであげました。すると子どもたちも喜んで、早く遊びたいから後片付けを手伝うようになり、家事も早くすみます。夜はこんにゃく湿布をしてあげて、自然の力が入ってくれるように心に念じて手当てをして休ませました。

ただこれだけでお金もかからず、子どもは変わり、明るく元気になり、ぜん息もじんましんも出なくなりました。甘いものも、もうやたらに食べなくなりました。

先生、私は枝葉ばかりいじくりまわし、大切な根を育てることをしなかったと気がついたら、本当に子どもが変わり、枝葉は自然に育ってきました」

とお礼を言われました。もちろん万引きもやみました。

親と子の問題

いい子を演じ「拒食症」に追い込まれ、〝悪い子〟になる

「私は小さいときから、いい子でなければいけないと教えられて、人の顔色を気にして、人に気に入られるように、外面は笑って心は冷えていました。

そして大きくなり、心を閉ざして、外面ばかりつくろっていても、自分はつらくなるばかり。食べ物でごまかしバカ食いに疲れ、ついに何も食べられなくなってしまいました」

＊　＊

大野美智代さんはある有名な教育者の家庭に育ちました。勉強をしなさい。人より一段立派になりなさい。お行儀よく、挨拶はキチンと……と、心もなく儀礼的に頭だけの「しなさい」教育。気の弱い子でしたから、祖母や父母たちがハイハイと言っていれば喜ぶので、形だけのいい子でいました。両親は学校が忙しく、いつも一人ぼっち。でもいい子

ぶって親に面倒かけないで心に溜め込んで育ってきました。

友だちと心寄せ合うのはどうしたらいいのかもわからない。愛がほしいのに世の中をひねた目で見ている。親は美しく着飾っていきいきとんで歩いても、子はやせひからびて、愛がわからず、自分をいじめている。そのうち食事も食べられなくなって、救急車で搬送もされました。

でも、親はどうしてこうなったのかわからない。困るとお金で人任せにして済ませてしまう。あまりにも親も子もあわれ。もう子は自分をいじめすぎて、心も神経も詰まってしまいました。詰まったならラクにすることしかない。一人ではだめ。心ある人々の中で自分を吐き出すことが突破口になります。

「悪い子は、いい子」

大野さんが勉強会に参加したときにみんなの前で、

「あなた悪い子になりなさい」

と大野さんに向かって言いました。

「あなたいい子でいなくていいのよ。悪い子なんだから。言いたいこと、あるんでしょう。みんな吐き出したらいい」

と。大野さん一瞬ためらいましたが、

「私は今までいい子を演技してきた。ただただ、母に好かれたかった。弟はやんちゃで心配ばかりかけるが、母には可愛がられる。私は母も弟も憎らしくて、心の底で憎んでいながら、いつも演技をしてニコニコしていた。言いたいことも飲み込んで……」

とこれまで彼女が口にしたこともないことを勉強会に集まっていたみなさんの前で言ったのです。そうしたら、

「私もあなたと同じだった。よくわかる」

と言う方がいて、一晩寝ないで二人で話し合い、抱き合って泣きました。

またある夏の暑いときのこと。大野さんはこれまでアイスクリームは体を冷やすし、カルシウムを減らすからだめと厳しくしつけられていました。ところが、

「私は悪い子なんだからいいや」

と思って食べたら、それがとってもおいしくて、今までになく元気になり、よく眠れた。そうしたら食事もおいしく食べられたそうです。

その話を聞いて、また別の集まりのときに、大野さんに、

「あなたそのアイスクリームを食べたお話をしなさいよ」

と言いました。彼女はびっくりしながらも、今まで、まだ言ったことのない心の底を、洗うように吐き出してくれました。

「私はいつも心を閉じて人を批判の目で見て、いい子ぶって演技してきました。もう演技はいらないんですね！」

としまいにはポロポロ涙を流しながら話してくれました。

「いい子でなくていいんだ!!」

と、彼女の魂からの叫びを聞いたように思いました。それが、十年間の拒食症からやっと抜け出すきっかけになりました。フラフラととりガラがさまようような姿の日々からの解放。それは彼女の新しい出発でした。

自分を素直に見て、一つひとつねじれを正していく。

素直になると必ずよき助け手、よき友がついてくる。彼女はやっとねじれをとり、心も神経もラクになった。食事がおいしく通る。光が心の底に入ってきたのでした。

家族間の問題

三代続きの病人一家――頑固は細胞も閉ざす

「膠原病《こうげん》、リウマチを病んで手足が変形して動かないし、腎臓も悪い。どうしたらこの業病から救われるでしょうか」

と、年老いた母親とともに京都の講演会ののちに残られて娘さんのTさんは質問されました。

この方は東京まで足を運び、直接栄養相談を受けられて、自然食と手当てを実行しているが、よくならないという。

「何にも変化がないというのはおかしいですね。よくなるか悪くなるか（好転反応で悪くなったような現象が起きる）何かあるはずですがね」

「いいえ変化はありません」

「あなたはこんなに心配しておられるお母さんに反発してますでしょう。病気は治したいがお母さんの言うことは聞きたくない。何か心を閉ざしていますね」

自然の力を遮断しているのは心だなあと思ったのでそう尋ねました。するとお母さんが、

「そうなんです」

と言われる。

「反抗して心を頑なに閉ざしていては、細胞も心の如く自由に働いてくれませんから、自然の力は入りようがありませんね。食べ物は物質でもそこにいのちがあり、自然のエネルギーを持っています。これをシャットアウトしているのです」

そうしたらお母さんが泣きだされて、

「この子をこんなふうに育てたのは私なのです。主人に対してもいい妻ではありませんでした。そしてこの子が婚家先から嫌われて離縁をせまられていました。しかし栄養相談の先生に、『相手の立場に立って考えて、もう少しゆとりを持ったらいいですね』と悟されて気がつきました。婚家先をうらんで不満ばかりを積み上げていて、申し訳なかったと気がついて心からあやまったら逆に協力してくださって、早く元気になって帰って来いと

言ってくださいました。心って大切だとしみじみ教えられました。そして一つひとつ考えてみると、この子をこんなにしたのは私だったのです」

と、また泣かれます。

気づかない善人意識

そうしたらTさんご本人が、

「先生、婦人科系が悪いのも心に関係あるのでしょうか。食べ物には気をつけているのですが」

と言われる。

「女の一番大切な婦人科系が弱るのは、女の役目を充分果たしてない。ご主人を大事にしてないということじゃないですか。大事にしていますか」

「ハイ大事にしています」

「そう。ご主人が遅く帰っても待っていらして、やさしい心くばりをなさいますか」

「いいえ、寝ていていいと言うので寝ています。弱いから寝ていろって言うものですから」

「ご主人の思いやりをそのまま受けるのは下の下。真の愛は智恵を育てます。疲れたら昼にちょっと休んで、帰られる時間に起きて、疲れて帰るご主人をにこやかに迎えてあげたらどんなにうれしいでしょう。

お布団の中でお帰りなさいでは、妻の務めを果たしているとは言えませんね。それでご主人を大切にしているなんて、違いますでしょう」

などと話していたら例のお母さんが、

「私がそうなのです。主人をないがしろにして、自分ばかりが偉くて反省のない妻でした。ですからこの子が頑なな子になって、業病に苦しむようになったんです。そして孫がまたぜん息で苦しんでいるのです」

と言ってまた泣かれます。

人はそれぞれいろいろな面を持っています。生きている間にはいろいろなことがあります。苦しみもまた育つための恩師です。間違っていたと気がついたとき、心は開放され、閉ざされたものが開きます。そこからパッと自然の力は入りますよ。

人を責めたり、自分を責めないで、自然の力に感謝して歩き出しましょう。食べ物も、手当ても、自然のいのちとエネルギーを持っています。開かれたら入るのが自然です等とお話ししていたら、今度はTさんが泣きだされました。

いのちのテレパシー

「Tさん、お母さんを責めてもその心はあなたに返ってきてしまいますね。塩は体にとって大切なものです。塩がなかったら生きられない。この塩は、自分の姿をまったく消して人の役に立つのですね。私は塩だから塩の形でいたい、と頑張らない。水も姿形を変えて、どこへでも素直に入っていって人の役に立ち、いのちとなってくれますね。私は私はと頑張って自己主張ばかり強いと、溶け込めないのね。そうしたら固いしこりを作る。それが病気となって表現されます。

根があって枝葉が出ますね。その根（心）の姿が病気です。これじゃいけないと自然の暖かい思いやりとお悟しです。あなたの固い心がお子さんの病気となって教えています。いのちは目に見えない。でもテレパシーのようにつながっています。雷は電気だと知っていても、晴れていると表現されないので気がつきません。でも低気圧になって天気が悪くなると、ピカピカとなって宇宙に電気があるとわかります。これは空気・太陽・水・大地とともに食べ物もいのちとなって働きます。大地が育てる食べ物がこのいのちにつながったとき、人は力に満ちあふれ健康に息づいて生きられるのです。これを満たすも閉ざすも心次第です。

子・孫は親の後ろ姿を見て育ちます。親子三代、病気続き、不幸続きといろいろあります。三代とは日々の親の生き方を子・孫は見て身につけるのです。

ありがとうの素直な感謝の心が自然の力であるいのちとつながるのです。食べ物でもありがとうといただける。それが素直に身について健康になります。問題は相手じゃない。あなたの生き方考え方の切り替えではないでしょうか」

といろいろお話ししたら、ポロポロ涙を流され、

「わかりました‼　頑なでした‼　違っていました!!!」

と言われ、親子で涙を流しながら心洗われて帰られました。

考え方を変えたら、食べ物も身につき、手当ても感謝してできる。お母さんも、Tさんも、またその子どもさんも、いもづる式に元気になり、徐々に健康をとり戻し、明るいご一家になりました。心はいのちをよび込む。人が相手ではありません。自然を見て学ぶことです。

家族間の問題

「糖尿病・認知症」…病気一家の台所は大事な薬局

以前、神戸で講演したとき、言葉も出ないほど不安と恐怖で震えている男性がいらっしゃった。

その方は、重症の糖尿病、奥さんは認知症、娘さんは離婚ののち、小さな二人の子を置いて自殺してしまった。そして急にこのおじいちゃんが二人の孫を育てることになったというのです。

料理はまったくわからない。そのとき、縁あって「兵庫麦の会」で料理の勉強をすることになりましたが、まず玄米をどう炊くのかからです。一つだけでもしっかり覚えようと一生懸命です。圧力釜で玄米をおいしく炊き、孫に食べさせる。

次は味噌汁をどう作るか。出汁をとるにはどうすればいいのか。出汁の昆布も煮干しもつくだ煮にして食べる。味噌もどんな味噌を選ぶのか。いつ味噌を入れるのか。中の具は何にするのか。切り方はどうか。一つひとつ勉強です。ご飯と味噌汁をまずは覚えた。そしておかずは……と実践していきました。

四面楚歌も愛で乗り切る

この方は治療師ですが、治療師が糖尿病とは恥ずかしくてまわりの誰にも言えなかったそうです。でも我を忘れて一生懸命頑張る姿を見て、小さな孫も喜んで台所を手伝う。掃除もしてくれる。

そして、自分のことを忘れ、孫をなんとか一人前に健康に育てようとするその一心が、医学で治らなかった重症の糖尿病を完治させてしまったのです。

また、自分の患者さんには口で伝えるより、実際に玄米と味噌汁を作って、必ず試食していただく。そして身をもって学んだこと、食べ物の大切さ、いのちの尊さをお話しするのです。

患者さん方は、心に染みるその実践の中から湧き出す力に感動し、治療も進み、みなさんも元気になったと喜ばれる。そして次々と患者さんが患者さんを紹介して大忙しです。

少し前までどう生きればいいのか、まるでわからない状況でしたが、今は一家が仲よく力を合わせて生きています。小さな孫も家事手伝いが上手になって楽しみながら助けてくれ、本当に幸せな一家になりました。

まるで別人でいきいきしておられ、まさに、食べ物が人生を変えるというそのもの。

糖尿病は痛くも苦しくもないから、食べたい、飲みたいで食改革は難しいし治せない。でも、四面楚歌の状況で、自分を忘れて孫を立派に育てようとする祖父愛が、神経を空にして必死に手作りをさせる。まさに台所は何よりの「薬局」ですね。

5章

自然に寄り添って元気に生き抜くために

――暮らしの中の「自然療法」

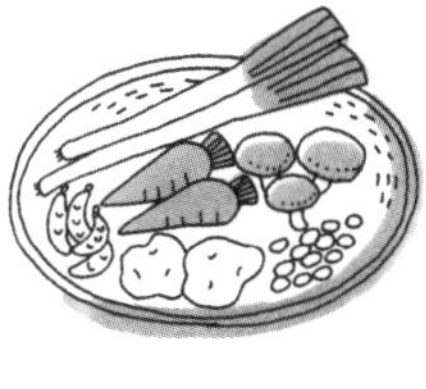

家庭でできる「自然療法」
――現代医学が「安静」なら、自然療法は「行動」

努力、工夫、応用力を育てる

私のところへ相談に来られた乳ガンの方は、「手当てをよくしている」と言っていますが、詳しく聞くと、こんにゃく湿布のときに、こんにゃくをビニールの袋から出さず、そのまま温めて手当てをしていたという。本当は袋から出して充分に温め、タオル二〜三枚に包んで温度を調節して使います。ビワの種を電子レンジで乾燥させ、粉末にして飲んでいた人もいる。電子レンジではだめです。

また、痛みをとる芋パスター（里芋湿布）も長持ちするからと、ラップに包んで体に当てているという人もいた。これは木綿の布に包み、肌に直接当ててその上に油紙を乗せ、衣類を濡れないようにするのが基本的な方法です。

このように便利なように見えても、人工的な人の智恵では自然の力を切ってしまい、「いのち」にはつながらないし、効果も出ません。

生活も体験もないと何が自然なのかもわからない。このような方々には、なぜいけないのか、根気よくわかるまで説明します（毎月第一、第三水曜日午後一時～、毎週月曜日午後一時～、自然療法の大切さとビワ葉温灸などの指導を無料でしています）。

部分でなく全体を見る

目の具合が悪く飛蚊症《ひぶん》という夫に、奥さんがいきなり目にこんにゃく湿布をしたという。悪いのは目だから、目にすればいいと思ったそうです。また、奥さん自身は、首が痛いから首に当てていると言います。

つらいところは目や首であっても、実は肝臓、腎臓の疲れから来るので、まずは肝・腎の血行をよくし、脾臓を冷やします。血行が悪いから首が凝っていますが、そのもとには腎臓の疲れがあるのだよと、知らせているのです。

目も炎症があるなら、芋パスターがいいでしょう。肝・腎には血液浄化を助けて解毒の働きもあるから、まずここを温めて全身の血流をよくしてから苦しいところをします。

このように、自然療法は、現代医学の考え方と違い、悪い所を部分的にとらえて治すのではなく、全身のつながりを大切にします。細胞の働きと血流の流れを見るのです。

だから、当然、血行をよくするために外からの助けや手当ては必要なことですが、この血行がよくないのは元々は食べ物が問題なのです。動物性のものの食べすぎ、甘いものを好みのままに食べすぎていたなら、血液は汚れます。まず、食を正すことが大切なのです。

生活遺伝を忘れるな

三十歳の女性はバセドー病。彼女の母親は、料理を手作りしたことがありません。全部出来合いの加工食品でした。それで、本人もインスタント食品、カップラーメン、ポテトチップス、プリンなどが好物。つまり、日々の生活が遺伝子となって残り、次の世代に残されていくのです。

手抜きが自己中心を育ててしまった。それが人との接触にも現れ、妹とも仲が悪く絶縁状態。人間関係も貧しく孤独で運命も詰まって、体にも不調が出て、寂しい人生になってしまう。

これは、いのちのつながり（先祖）と食のつながりが切れてしまった状態です。このように出てきた枝葉には必ず根がある。その枝葉を見て食と手当てを通して根を正すことが自然療法です。

現代医学では、痛み苦しみは薬で止め、悪い箇所は手術や移植で治します。すべては医者任せで患者は安静に寝ているだけ。一方、自然療法は全体を見て、神経、細胞、内臓といのちの流れをつなげてみる。だから患者は医学で治っても、寝ていないで、食事、手当てと自分でできることを工夫してやります。

現代医学が「安静」なら、自然療法は「動く」。

人任せでなく自分の体と相談して「陰」を「陽」に変え、できるだけ動いて、工夫、努力で感性を養うのです。よき運動も、よき運命も、よき縁の恵みも自然が回す。でもよき種は自分がまく。医学は医者任せで病人は栄養をとって安静。自然療法は他人事でなく自分のことで、自分で実践・努力すること。このお手伝いをするのが自然療法であり、あなたと健康の栄養相談室です。

自然療法は人生を開く鍵だと私は学んできました。

手抜きは心抜き
――まずできることからはじめましょう

すべての「病」は食の問題から

現代の食生活では手軽な加工食品で通す人が多くなりました。そして食品添加物などの化学物質で苦しむことになって、ガンは増える一方です。

全身の細胞が弱って内臓が苦しんでいるのです。

ひと手間かけてまず玄米を食べることからはじめてみてください。玄米が白米にいかに勝《まさ》っているかは、体が教えます。まず体が軽く疲れなくなり、働くこともラクで楽しいから、心も明るくなる。快食、快眠、快便で体が教えてくれます。

便秘症、貧血、頭痛、自律神経失調症など、すべて「食」に問題があります。長い間のマイナスの習慣は、病院では治りません。長い間の慢性化した病気は治り難いから「難病」で、わかりやすく「生活習慣病」といいます。

他人事でなく、不健康な人は自分がどんな生活をしてきたか、生活そのものを見直しなさいとお天道様が心配して、愛のお手紙をくださったのです。

食事の改革で病気が治るだけでなく、人生が変わります。ひどい貧血で長年苦しんだ人が玄米や炒り玄米を煮て食べはじめて、一年後に貧血が治り、二年後に子宝に恵まれました。高血圧も治っただけでなく、運命も変わって幸せになる人も多い。まずできることからはじめましょう。

おいしくなければ続かない

食べ物だけでなく、外から腰湯やショウガ湿布、こんにゃく湿布、足浴法、ビワ葉温灸など、手当ても併用して、血行よく血液浄化を助ける。費用もかからず、心楽しくなりますので、幸せも寄ってきます。

毎月東京の成城ホールをお借りして、月例会を無料でしています。少しでもみなさんが健康で明るく幸せであってほしいとの思いから、四十年続けています。

この月例会では料理教室の同窓会の方々が毎月おいしい玄米を圧力釜で炊き、副食を添えた試食を小さいお皿に分けて、来られた方々に食べていただいています。玄米がはじめての方は、

「これはもち米ですか？」

とおっしゃるほどもっちりして風味があっておいしい。歯の悪い人でもおいしく食べられます。

玄米もやはりおいしく炊けないと続きません。私は六十年ずっと玄米をおいしくありがたくいただいています。そして九十二歳の今も元気でみなさんに気合を入れています。努力して元気になりましょう。

食べ物で、非行・家庭内暴力が治る

――頭のいい子はこんなものを食べている

食べ物と心の因果関係

今までの現代医学は、肉体の研究ばかりで、心の問題にはあまりふれないできました。しかしこの頃は、大脳生理学や精神肉体医学も研究されるに至って、心の問題もとりあげられるようになってきました。

私どもは六十年前から心と体、食べ物と脳、神経の関連性について、この重要性を叫んでまいりました。頭の悪い子、無気力でやる気のない子、ノイローゼ、怒り、いらいらの子が明るく立ち直っていきます。食べ物が性格に影響することは間違いありません。実際の食改革によって見事に変わっていく姿をたくさん見てまいりました。しかし医学では、食べ物と頭は関係ない。食べ物で治ってたまるかなどと怒りだす医者もいたものです。
ところが最近では、子どもの心の荒廃は食べ物も問題だと言われだし、薬草や玄米などブームになってきています。

学校給食が非行を救った

だいぶ以前のことになりますが、福岡県のI中学校の場合は、学校給食で子どもたちがいきいきと変わりました。この学校は、学業レベル最下位、喫煙・不純異性交遊・校内暴力・窃盗・恐喝などが絶えず、非行少年が集まる大荒れの学校で、先生方も行きたがらないほど悪名高い学校でした。

あるとき、PTAの要望で給食が開始されました。ここは閉山した炭鉱の町で貧しく、弁当を持ってくるように言っても、持ってこられない子が多い。だから安い添加物入りのパンを食べる。このような低所得地帯には、わざわざ品質の悪い食品を送り込むのが業者の常識とされています。パンだけでなくカップ麺、インチキジュースもみな同じです。こんな安物食品の中には、神経障害を起こすような化学調味料、種々雑多の食品添加物が入っています。それにパン代金を仲間にまきあげられたりしていろいろ問題もありました。そこで、校長以下全部同じ献立で、添加物なしの栄養のある手作りの給食を出しました。愛情にも食べ物にも飢えた子どもたちは喜んで残食なしの好成績です。

自動販売機で買うインスタント食品より、愛情込めて作った給食の方がどんなにおいしく栄養も満たされて健康になることか。そして心なごめられて非行はやんでしまった。

誰も自分たちを暖かく包んでくれないと思っていた子どもたちは、何とか大人の注目をあびようと荒れ狂っていた。ところが暖かい食事を作ってくれるおばさんがいた。先生も自分たちと同じものを食べてくれる。忘れられてはいないのだと思ったら、砂漠の心にオアシスを見出したのです。

朝日新聞（昭和五五、三、二九日付）は次のように伝えています。

『服装も変わった。頭髪も長髪の子は一人もいなくなったのには先生の方が驚いた。学校給食をはじめて体格はよくなった。それ以上に驚くのは非行の激減である。毎日警察が来ていたが必要なくなった』と。この実情をそのまま報道しました。

少年犯罪の原因にも

以前あった、金属バットで親を殺した凶悪殺人事件を起こした少年も、

「心が空白だった」

と言っています。部屋にはウイスキーやコーラ飲料のビンがたくさん転がり、お菓子の袋が彼の部屋のゴミ箱にいっぱいだったという。両親の不仲と有名校受験の重荷と、心は暗く沈んでいき、食べ物はカルシウム不足、その他の微量成分不足で低血糖症の嗜好になっていました。

私の経験では、食事だけに間違いがある場合は、それを正せば本当に驚くほどあざやかに治ります。しかし、育児の間違いで感情が豊かに育つべき幼児期、少年期に愛を失うとそう簡単ではなく、親も子も失われた日を回復するために、心の世界の開拓をしないと治っていきません。

しかし、その中でも食べ物は非常に大きな比重をしめ、その食べ物も、自然の恵みに感謝することなしにはできないことですが、食べ物の改革なしでは目的達成はむずかしいのです。

食べ物が心を作り体を育てる
——家族一緒に食する習慣のない家庭

母親喪失の食事

女子栄養大学の足立《あだち》己幸《みゆき》教授が、子どもの食事について、全国三十数校の小学校の協力を得て調査しました。そうしたら朝食は菓子パンだけ。コーヒーにパンとジャム。トーストに牛乳だけ。野菜はまったくない。お母さんの真心を感じさせない食事が多かった。

子どもたちに食卓の様子を絵で表現してもらったら、大人は一人もいない。たった一人で食事をしている子どもだけの寂しい食事です。それでは家にお母さんはいないのかと思って追跡調査したら、お母さんは家の中にいるのです。たいていテレビを見ている。あとは洗濯掃除などしていて、食事する子どものそばにはいない。

夕食はどうかというと、塾に行くので夕食は帰ってからになる。その夕食が市販のおにぎりとインスタントのハンバーガーがポツンと食卓に置いてある。何か食べる気もしなくなってジュースを飲んで寝てしまうという。

この子たちに、

「家族で一緒に食事したいと言わないの？」

と聞くと、

「朝は、お母さん忙しいから一人で食べなさいと言われる」

と言う。お父さんもそう。夜はたまにみんなで一緒に食べることがあるけれど、塾の勉強のことや成績のことばかり言われて楽しくないから一人で食べた方がいい。もしくは、一緒に食べたいと言ってもそんなことを言うなら勉強してから言いなさいと封じられてしまうので、言っても仕方ない、と。

「それでどうするの」

と聞くと、

「一人でベッドに入って考える」

と、目に涙をいっぱいためて言っている子がいました。小学校の幼い子たちですから、まだ一人では行動できません。これが一人で歩きはじめる中学、高校時代になって、非行・暴力・無気力・登校拒否とはね返ってくる温床となるでしょう。こんなのが非常に多いのには驚いたと言っておられます。

ただ勉強しなさいとお尻をたたいても、勉強ができるだけの内容ある暖かい自然の手作りの食事なしで、心を冷やして、できるわけがないのです。人は物でなく、心が中心なのです。

神経を強く脳育にもよい食事

脳育には未精白穀類が大切です。特に四歳までの脳が育つ大切なときはいっそう大事です。

ごま・黒豆・小豆・大豆・玄米・小麦・あわ・ひえ・かぼちゃの種・ひまわりの種など、未精白穀類や木の実などには脂肪がともに含まれています。これらの脂肪は脳育には非常に大切な健脳食です。

この頃の市販の油は精製されてきれいにできています。料理にはサラダ油が一番だなんて、せっせと使っている人も多い。これは原料にやし油を多く使っているという。これがサラダ油に精製され、きれいに化けるのは化学薬品や食品添加物がさせるので、脳育にはマイナスです。

カネミ油症事件で多くの患者を出しました。あれは手違いで精製途中の化学薬品が少し多く入ったので、はっきりと出ましたが、油は良質の本ものが大事です。油は一番搾りの添加物なしの油を使いましょう。

そして、未精白穀類・海藻・根菜類・葉菜類・木の実・大豆・黒豆・小豆などを、なるべくとり入れて、玄米と一緒に圧力鍋で炊く。甘味も黒砂糖・はちみつなどでとる。おやつもきちんと量を決めて、質のよいものを与えましょう。これが脳育にもつながり、忍耐力も育ち、いきいきとした心明るい健康にもつながってまいります。

幼児時代から食は大切

〝三つ子の魂百まで〟と言います。幼児期に形成された根は大人になってからあわてて食事改善しても、心のひずみがとれない限り、食事だけで改善は期待できません。であればこそ、幼児期からのしつけと嗜好の教育に充分気を配って、自然の食べ物を心をこめて作り養うと、それは自然に自分の好みとなり、心に染みつき一生好きな食べ物となります。幼い日に母が作ってくれたお煮しめ、草もち、くるみだんごが母のぬくもりとともに私の大好物ですが、幼いやわらかい脳に染み込んだものは生涯染みついたものとなり、嗜好となって心と体の基礎になってまいります。

大きくなってからあわててすぐ何とかしようとしても、むずかしい。幼いときに素通りしてしまった道のりは、親も子も努力して心を育て、失われた心のきずなをとりもどしつつ、食べ物の大切さ、自然に添って生きることの尊さを学んで、空白を心で埋めていくとき、はじめて自然の姿に戻り、暖められて生きるのです。

働かずして贅沢できるようになれば、体は弱って退行変性疾患に侵され、ノイローゼになりついに自殺に追い込まれる。遅かれ早かれ必ず第二のノアの洪水がやってきます。第一のノアの洪水は水の洪水でしたが、第二のノアの洪水は毒の洪水です。遠からずガン・白血病・肝臓・腎臓疾患・精神異常など多く現れます。医師の梁瀬義亮先生は大分以前にすでに言っておられますが、今まさにその時代になりました。

人を九人も殺してのこぎりで切り刻んだショッキングな事件。人間のすることではない。自殺も多く、政界も教育界もどうしようかと思い悩む世の中です。第二のノアの洪水そのもの。今こそ他人事ではない。自然の大いなる愛の懐に還りましょう。

知らずに浴びている電磁波
——二十一世紀最大の公害

海外では子どもへの携帯電話の使用規制も

携帯電話による電磁波被爆の影響として、脳腫瘍や精子異常が報告されています。海外では携帯電話の使用は厳しい規制がされています。

日本でも携帯電話、パソコン、電子レンジ、電気毛布などが生活のあらゆる場所に使われていますが、これは電磁波が発生し、最近では電力自由化によるスマートメーターも新発生源となっています。さらに、動画配信などの機能アップでスマホの出力が強くなり、携帯基地局も全国に乱立しています。それなのに電磁波の危険性はほとんど報じられていません。

「二十一世紀最大の公害」とも報告されている電磁波の影響について、まったく無関心で小学生に携帯電話を持たせる親も多いという。海外では子ども、妊婦に対して携帯電話の厳しい規制や対策をしています。

例えば、フランスでは電磁波防護のためイヤホンの使用を政府が勧告。英国は十六歳以下の子どもの使用を控えるように政府が勧告。ドイツは小児と妊婦にはイヤホンとセットで売ることを推奨するなどして、電磁波規制を指導。日本は公衆が被爆する電磁波の強度について法規制はない。

健康への影響としては、頭痛、疲労感、ビリビリ感、不眠。神経細胞からカルシウムを欠乏させるので免疫力低下、精子欠乏になりやすい。

電磁波問題市民研究会で行った実験では、二匹のマウスを電磁波の無照射と照射に分け、半年続けました。照射マウスは毛が乱れ、白内障になり老化が進行。無照射は元気でした。

幸せって何でしょう

これからのリニア新幹線は、超特急で、強力な電磁波が発生しますので、健康や環境被害は甚大です。

世界は便利さと速さを競い、忙しくなるばかり。

なぜ、急ぐのですか。東京から九州まで日帰りでも仕事ができる。でもそれで幸せでしょうか。経済成長を急ぎ、無理な働きで自殺者が出た。今になって働き過ぎが問題という。

人手が足りないから女性も働けという。忙しいから食も手作りをやめて添加物入り加工食品で間に合わせることもあたり前という。

電磁波に囲まれた携帯基地局近くの子どもに、めまいやアレルギーの悪化などが多いという。

子どもは頭蓋骨が薄く、免疫力も未発達で電磁波の影響を特に受けやすい。

また、九州大学を中心とした研究チームでも、電磁波は自律神経の働きを乱し、めまいや動悸、耳鳴り、睡眠障害など多様な症状を起こす。

また、アレルギー反応を強くする細胞の数を増加させると指摘され、化学物質や重金属、電磁波の複合汚染にさらされており、発達障害の原因にもなっているという。


アメリカの報告では、三歳のときに自閉症と診断され、「はい」「いいえ」しか言えない男の子が、病院で七年間、排出治療（重金属や化学物質などの）を受けてもうまくいかなかった。

しかし、通院していたクリニックと自宅の室内から電磁波を減らしたら、普通に話せるようになった。

身近な話では、電気毛布で包まれた赤ちゃんが電磁波と水分不足で亡くなりました。

電気カーペット、床暖房、電子レンジなどの長時間使用は問題です。

テレビ、ヘアドライヤー、電気ひげそり、掃除機、洗濯機なども少し離れて使い、長時間の使用をしないといった工夫も考える。
便利さだけでなく電磁波を避ける智恵も大切な時代です。

心の解放とともに働く「インターフェロン」

——自然治癒力の素

天与の治癒物質

人間の体内には、〝自然治癒力のもと〟といえる物質があることがわかり、医学用語で「インターフェロン」と名づけられました。

もしこのインターフェロンを体内からとり出して試験管の中で作り出すことができたら、ガン治療は心配ないといわれる物質です。

この「インターフェロン」は、ウイルスが体内に入ってくると細胞内から糖タンパクの一種で分子量約四万の物質を分泌して、細胞がウイルスに感染するのを防ぐ働きをします。

また、ガンなどの悪性腫瘍細胞を殺すマクロファージという大食細胞を増やします。

今まで自然治癒力といっていたものに、科学的な説明をつけてくださった。この物質を体内からとり出して薬にできたら大変すばらしいことですが、大量の細胞培養はできず、人間に効くインターフェロンは、人間の生きた細胞が作ったものでなければいけないというのです。そんなわけでこの夢の新薬を作ることは現在のところできません。これは自然が作り出す天与の「治癒物質」なのです。

たくさんの学者がインターフェロンについて研究していますが、生体内のインターフェロンと同じ力を持つものはできていません。ところが、ゲルマニウムの研究で有名な浅井一彦博士の研究によると、このインターフェロンの誘発は心の状態と関係が深く、悪党や悪人は出にくく、心のきれいな、欲のない善人には誘発されてたくさん出てくる。また血液が酸性の人は少なく、アルカリ性の人はインターフェロンを多く出しやすい、というハッキリしたデーターもでました。

この研究に私も深くうなずくことができました。というのは、ガンや難病が治る人はたしかに私の経験からしても天与の生命体をよび込める何か心に光を持っている人、一本筋の通った死生観をもった人です。

この本の体験談でもそうですが、信じ込んでひたすらなさった、そこに希望と喜びを見出した人々です。こんな心のときはインターフェロンも大いに誘発されて出てくるわけです。

「信じるモノは救われる」は本当

また信仰で奇跡的に病気が治ることがしばしばあります。それは大きな魂の喜びのショックで、そんなときは急激に猛烈な勢いでインターフェロンが出てくれますから、難病もガンも見事に消し去ってしまうのだと思います。心は目に見えませんが、こんなことから見えるように説明できるわけです。

私も何回も病人とお話しして、心の切り替えだけで病気が治った例を見てきました。この本にもいくつか実例を紹介しました。

ある方は尿道が詰まって手術したけど熱が下がらないし、小水の出もうまくない。それで食養法や自然療法もしているけれどもだめという。

この方は自分本意で我が強いのですが、いろいろお話ししているうちに気がついて心が変わりました。迷惑かけてきたご主人にも手をついてあやまりました。そうしたら熱がとれて、尿道も開いてしまった。


土壇場の苦しみで、もうどうしようもないと追いつめられると、変わらざるをえなくなります。欠点に気がついて本当に心に光を見出して喜びだすと、インターフェロンがものすごい勢いで出てくれるわけです。そんなときは自然の食べ物中にある生命力もどんどん入ってくれますからよく効きます。食べ物でも自然の手当てでもびっくりするほど効くのはそんなわけです。

自然の親切と大きな愛は、天与のこのすばらしい生命力を人間のために与えようとして、自然の食べ物、自然の療法を教えてくださいますが、人の心が閉ざされて、そんなものとバカにすると自然の力も助けない。それを受ける心がなければ働きようがないのです。心は受け皿です。

心が大切だということも、このインターフェロンの研究がはっきりと教えてくれています。

また人間は勝手に公害や複合汚染を作り出して、苦しんでいます。その公害を自然は苦労して宇宙の彼方に消し去ろうとして努力をしてくれます。

化学肥料や農薬を使っているかもしれない泥つきごぼうでも、皮つきのままおろしてその絞り汁を盃一杯ずつ一時間おきに飲み盲腸を冷やすと盲腸炎が治り、手術しなくてすんだ人が多い。昔から腹痛のとき、このごぼうの汁を飲んで治しました。

自然の思いやりと親切は、土は汚染されてもなお必死に人間のために働いてくれる。その自然の愛に感動します。

鎮痛作用のある「ベーター・エンドルフィン」

――激痛も止めてくれる自然の力

自然の親切にただただ感動

鍼《はり》麻酔の原理が、最近科学的に解明され、今後の手術はモルヒネなどの鎮痛麻酔剤はいらなくなり、しかも患者の痛みを二十七時間も抑え副作用がまったくなく、手術後の経過はモルヒネよりはるかによいという。

これはある研究で東洋医学でいうツボに鍼を打つと、脳下垂体からペプチドホルモンである「ベーター・エンドルフィン」という物質が分泌され、これに強い鎮痛作用があることがわかりました。

鍼は手術の場所によって決まっている経絡《けいらく》の筋にあるツボに、的確に三本打ち込み十五分〜二十分で麻酔がかかってきます。

これは体内で作られる鎮痛物質ですから、副作用もなければ、手術後の回復もよいのはごく自然なことです。

しかし、西洋医学では、経絡とかツボなどは認めていないし、大学の医学部でも教えていませんので、この麻酔も一般には実用化されないという。

ビワの葉療法などで生のビワの葉を痛むところに当てて、その上から温めるこんにゃく療法や、棒もぐさに火をつけてするビワ葉温灸療法などは、ガンの激痛や神経痛その他の痛みを外からとるし、エゾウコギエキスはゲルマニウムやサポニンが多いこともあって痛みをとり、ガンなどにもいいことを私もたしかめています。

これらもやはり自然治癒力の一つである「ベーター・エンドルフィン」を誘発する働きがあるのでしょう。

ベーター・エンドルフィンはペプチドホルモンといって脳下垂体から分泌されます。健康によいとされる自然の食べ物の中に含まれる栄養素は、このベーター・エンドルフィンの働きも強めてくれるのです。

それにしても三千年の歴史を持つ東洋医学の経路のツボに、鍼を打つことで鎮痛効果を上げるという医術が、現代科学のもとで証明されてきたことはうれしくありがたいことです。自然に学び自然の理《ことわり》と古人の智恵を統計的にまとめあげた東洋医学の底力です。物質文明の行き詰まりから、東洋の精神文明が、光りだしてきているのを見ます。

前述のインターフェロンと、このベーター・エンドルフィンという物質は、自然に人間の体の中で作られ、インターフェロンはガンさえもとかしてしまうほどの力を持っているし、このエンドルフィンは激痛を止める力を持つとは、自然の親切は何とゆき届いてくれることかと感動します。

しかし、これらのすばらしい自然治癒力ともいうべき、自然の力も、人間の心がふさがっているときは働けない。喜んでいるとき、夢中で何かしているとき、うれしいときなど、心の状態がいいときはどんどん出てくれる。

けれどもわがまま、利己主義、暗い心の人などには、これらの自然のすばらしい力も入ることができず、作り出されないという。

どんなに苦しいときでも、それを突破していこうと心を集中して生きるとき、希望が生まれて心に光をともすことができます。そんなとき、インターフェロンが猛然と出てくれる。エンドルフィンも加勢してくれて、肉体の苦しみも痛みも奇跡のように治ってしまうことが実際にあります。

例えば、昔は火事場のバカ力で大きな金庫を一人でかつぎ出したなどありました。やはり心が主軸となって心の発動がこれらの物質を誘発させることが、学問的にもはっきりしてきたのはうれしいことです。

また東洋医学の科学的根拠が確立してきていることも、西洋医学にない力が加わりますから、東・西の医学が合体協力できたらすばらしいことだと思います。

また自然の食べ物の中や、薬草として大切にされてきたものの中に、インターフェロンやエンドルフィンを誘発し、また作り出させる原動力である生命力があることを忘れてはならないと思います。私はこの生命力で生かされ、心とともに育てられてきました。自然の力の偉大さを思い感謝にたえません。

池は小さくとも雲が流れていく大空を映し、人は小さくても大宇宙の神秘をきく力を持つ。暗雲の陰には必ず光り輝く太陽がある。自然を師に学びつつ心明るく育つ。これが健康に生きる根なのだと自然は悟《しら》せます。

あとがき

この本は、実例や体験を通して、人間の力を超えた自然の力をお伝えしたいとの思いからはじまったことでした。

まだまだたくさんの方々を紹介したい思いがありますが、紙面の都合でこのようになりました。

健康になりたい願いは誰しも同じですが、ただお願いだけで、アタマで考えていても健康になれません。

実行し続けることで体の健康だけでなく、運命も好転し、幸せを得ることができた。それは考え方、生き方の方向転換からだということです。

また亡くなられた方々も、与えられた「いのち」を感謝して、尊くありがたく生きられ、次のいのちの根を育てて、歓び一杯に還化されました。自然に寄り添って生き、自然の食べ物、自然の療法を実践されてきた方の旅立ちは苦しまず、安らかです。これも自然の力、自然の大きな愛だと魅せられます。

「死は終わりでない出発だ」と私は思っていますが、こうした方々の残されたものを見るとき、心はエネルギーとなり、「血」となり遺伝子となって、次の世代に残されます。

物体は大地に還元されますが、心は残され消えることなく次の時代につながってゆきます。

「天に宝を積む」という言葉があります。人は見えないものは失ったと思う。しかし自然に調和した生き方は「美」となって生きる姿に表現されます。

「心は宇宙につながるエネルギー」……と、こうした体験を通し、現れる姿から学ばせていただき歩ませていただきました。

種をまき、肥料をやり、水をやり、努力し心をつくして育てれば、その心のように見事な愛の実りを見せてくれます。

面倒なのは嫌だ、面倒くさい、便利で簡単がいいととり込むなら、そのような実りとなって現れます。

細胞を作り、血液を作るのは食べ物ですが、便利でらくな添加物入りの食品を選び、自然から遠い生活をすれば、その心のように、病気と不運、不幸の縁となる。健康の元となる食べ物は自然の生命力に満ちた「いのち」が、自分たちの「いのち」となる。

面倒で時間がかかるからできないと、手を抜いて便利さを選ぶのもそれぞれの人生。でも「根の如く枝葉は繁る」。見える枝葉ばかり見て、根育てを忘れたら枝葉は枯れる。

自然に生きる尊さを編集しつつ、一層深く学ばせていただきました。

ご協力くださいました『あなたと健康』読者のみなさま、そして体験者のみなさまありがとうございました。
この本は広告も宣伝もなしに口コミだけで百万部を突破したベストセラー拙著『家庭でできる自然療法』の姉妹篇となりますので、食べ物、手当法などはそちらをご参照ください。

東城百合子

索引

【あなたと健康社】

東城百合子が創始した体と心の健康運動母体。月刊で『あなたと健康』を発行する。あなたと健康月例講座（月一回）、自然療法の基礎勉強会（第一、第三月曜日）、手当法勉強会（第一・第三水曜日）などを実施。参加費無料。料理教室や栄養教室通信講座もあり、予約で個人相談（こちらは有料）も受けつけている。いずれも、詳細は直接、お問い合わせを。

〈問い合わせ〉あなたと健康社
TEL03－3417－5051

本書はあなたと健康社より刊行された『自然の力』を加筆・改筆・再編集のうえ、改題したものです。

生《い》きた実例《じつれい》と手引《てび》き「自然療法《しぜんりょうほう》」

著　者——東城百合子（とうじょう・ゆりこ）
発行者——押鐘太陽
発行所——株式会社三笠書房
〒102-0072 東京都千代田区飯田橋3-3-1
電話：(03)5226-5734（営業部）
　　：(03)5226-5731（編集部）
http://www.mikasashobo.co.jp
印　刷——誠宏印刷
製　本——若林製本工場

ISBN978-4-8379-2713-6 C0030

知的生きかた文庫

食生活が人生を変える

東城百合子
Yuriko Tojo

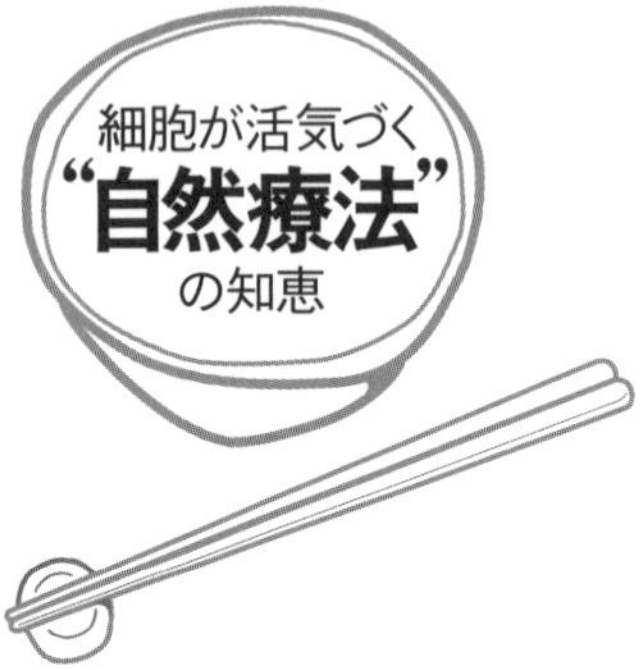

「薬や病院にたよらず健康を保ちたい人」の必読書！

「体の中から生まれ変わる」七つのステップ

- 自然の摂理を知れば、「見えない力」を味方にできる
- 「細胞の動きを正し、生命力を強める」食事のしかた
- “九十歳で若者のごとき”長寿者に共通する生活習慣
- 治りにくい病も、肝臓、腎臓が回復すれば健康はもどる
- 「体から毒素を出す」のが健康維持の秘訣です
- ちょっと体調が良くないときの、すぐ役立つ「自然療法の知恵」
- 家庭で誰でもできる「病気別・食事療法と手当て法」

“自然治癒力を高める”24時間の生活術！

――すべての源は「食」にある

CT10001